に長生きする食事の作り方を
ってきたレシピ集

加藤家の食卓

加藤綾菜

教わった先生

国立循環器病研究センター脳神経内科 猪原匡史先生

国立循環器病研究センター栄養管理室 田中勝久先生

医薬基盤・健康・栄養研究所 小野玲先生

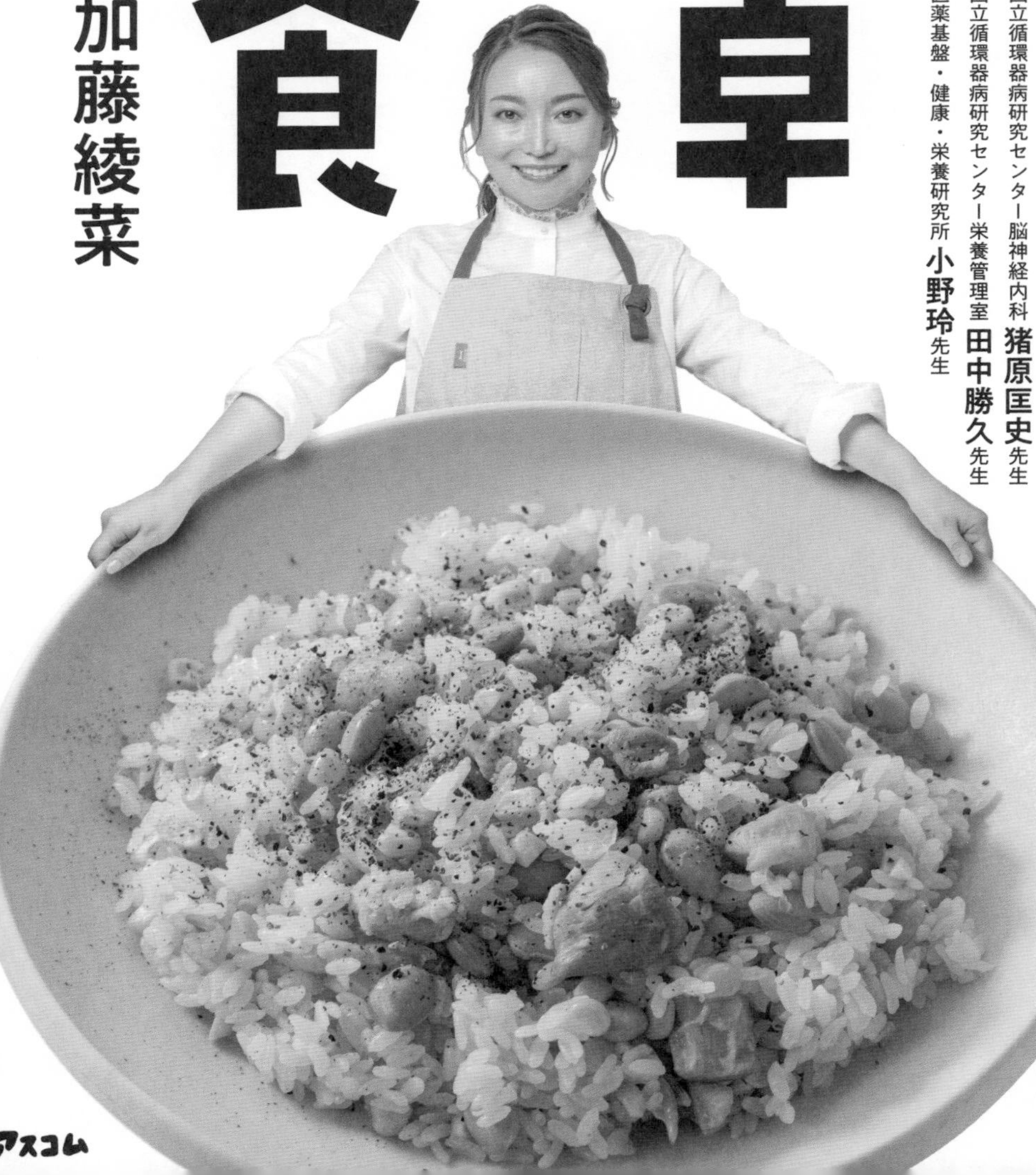

アスコム

はじめに

こんにちは、加藤綾菜です。

私には、12年前に結婚した45歳年上の夫がいます。

そうです。夫は加トちゃんです。

もともと、夫が好きなものは、とんかつにハンバーグ、ラーメンなど、とにかくしょっぱくて、味が濃くて、茶色いものばかり。野菜は嫌いで全く食べませんでした。

結婚当初は、夫のよろこぶ顔が見たくて好物ばかりを作っていました。本人は満足してくれました。ところが、作った料理をブログに投稿したら、「高齢なのに、そんな味の濃いものばかり食べさせるなんて」「早死にさせたいのか！」とお叱りのコメントをいただいたこともありました。

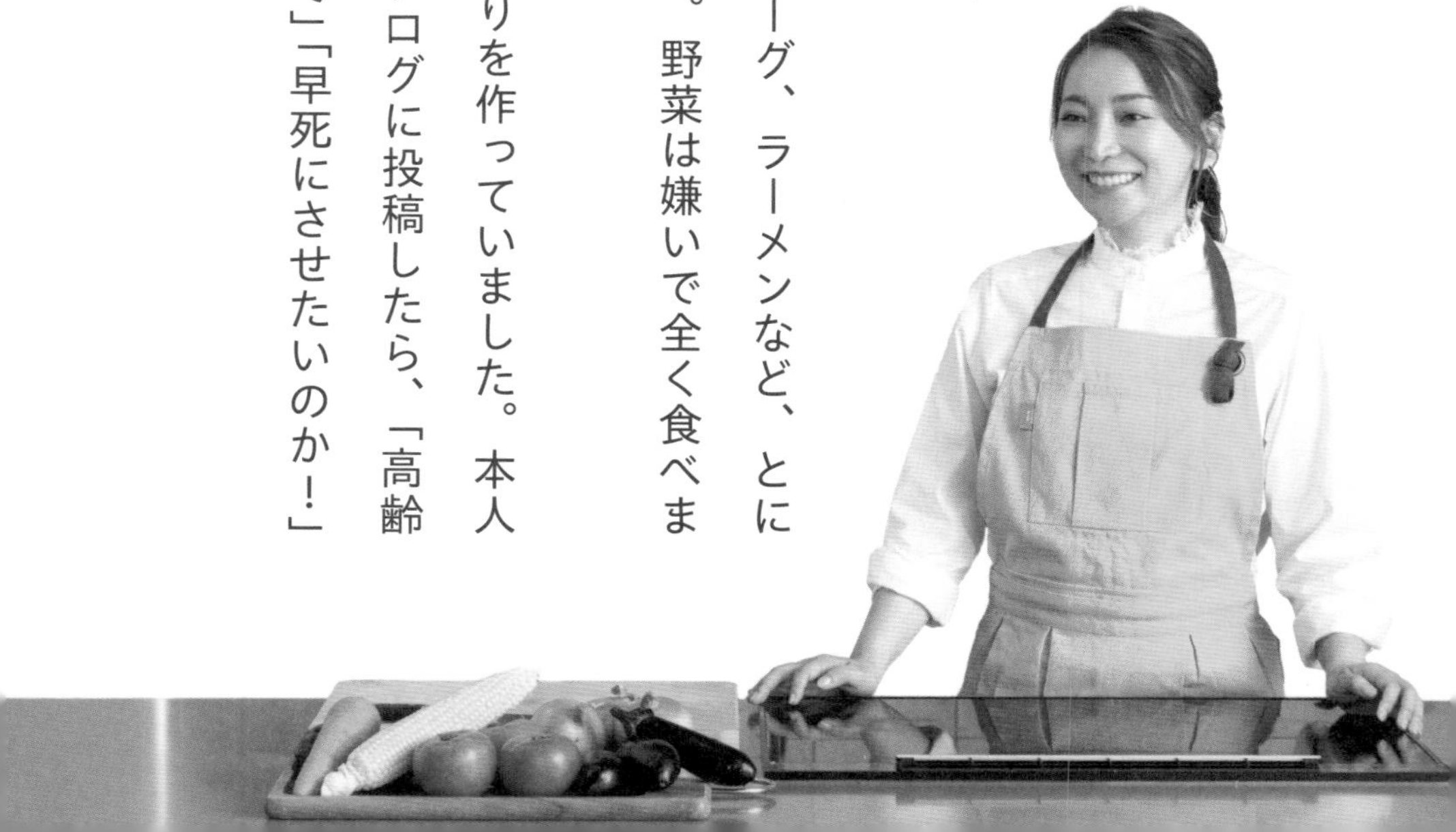

夫は現在80歳。過去に3回、大病を患いましたが、よくぞこの年まで元気で過ごしてくれて、と感謝しています。

彼の夢は「１０８歳まで元気に舞台に立ちたい」。

私の夢は「妻としてその夢を叶えてあげたい」。


そのためには、食生活を改善しなければなりません。以前から、お医者さんには減塩するように、血圧を下げるように、と言われています。でも、減塩した食事は「おいしくない」「味が薄い」と食べてくれません。あろうことか、私に内緒でしょうゆをかけてしまうのです。どうしたものかと悩みました。

そこで私は「本当においしくて、減塩になり、体にいい料理」を作るために、専門家の先生が揃っている「健都《けんと》」（北大阪健康医療都市）へ学びに行くことにしたのです。健都で出会った、国立循環器病研究センター（国循）や医療基盤・

健康・栄養研究所の先生に、多くのことを教えていただきました。

先生方に授けてもらった知識をもとに、オリジナルレシピを考案したいと考えました。毎日、カンタンで手間もお金もかからず、実際に作り続けることができるレシピです。

そこで強い味方になってくれたのが、栄養士で料理家の田村つぼみさんです。

そしてついに、そのレシピを完成させることができました。

最近では夫が喜んで食べるようになり、体

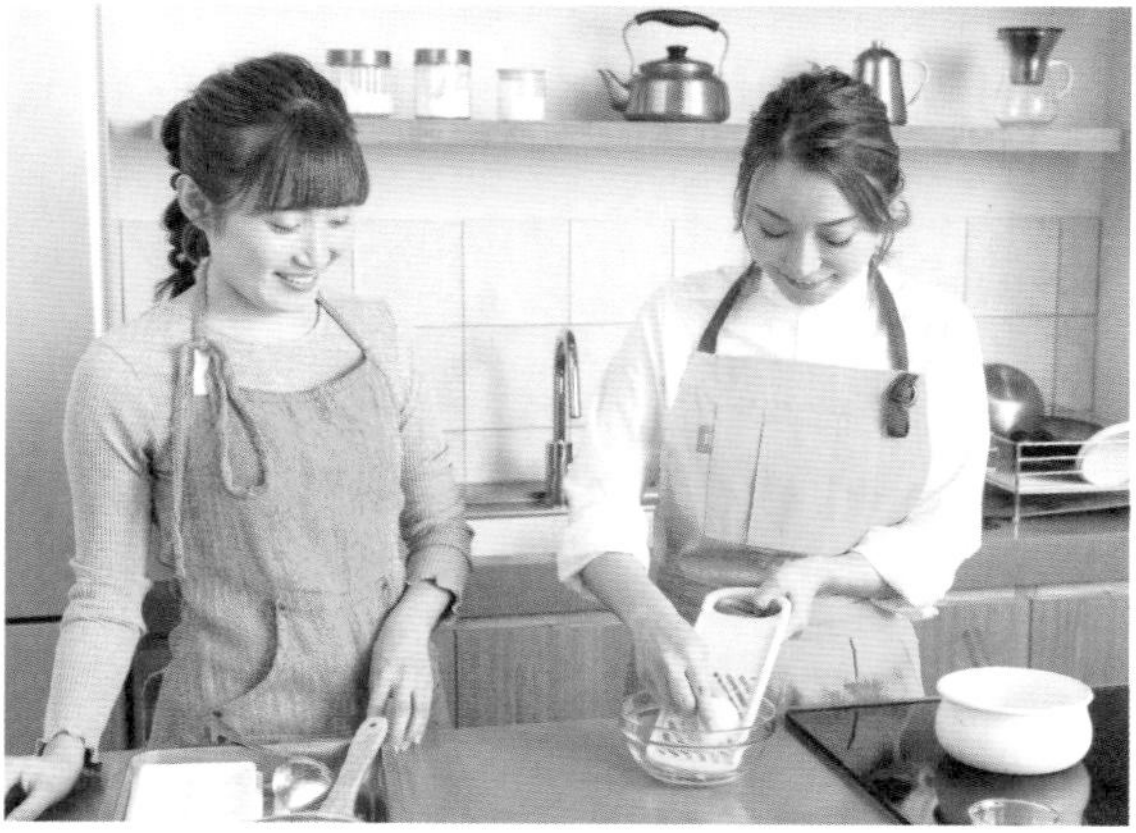

田村つぼみさん（左）と「万能 氷だし」を開発中！

調もよくなってきています。

レシピの核となるのが「万能 氷だし」です。これには、びっくり！ 夫もおいしいと食べてくれます。

「万能 氷だし」は作るのがカンタンですし、調味料としても使えます。とにかく、〝万能〟です。これさえあれば、とってもおいしい減塩料理を作ることができるのです。

この本では、田村つぼみさんと一緒に考案した「万能 氷だし」を使ったレシピをたくさん紹介します。

80歳の夫によいことは、多くの読者の皆さんにとっても有益なはずです。皆さんにも元気で長生きしていただけたら、こんなにうれしいことはありません。

加藤綾菜

「減塩食はおいしくない」「作るのに手間がかかる」

そんな皆さんのお悩みを、国循の「かるしおレシピ※」を学んだ

私、加藤綾菜が解決します！

健康で長生きするためには、

減塩して病気を遠ざけることが

重要だと知りました。

※56ページ参照

減塩した食事＝減塩食を毎日続けるポイントは、
次の3つです。

1 手間がかからないこと

2 満足できるうま味があること

3 栄養がしっかりとれること

毎日の「減塩食」を
おいしく、カンタンに作りたい。

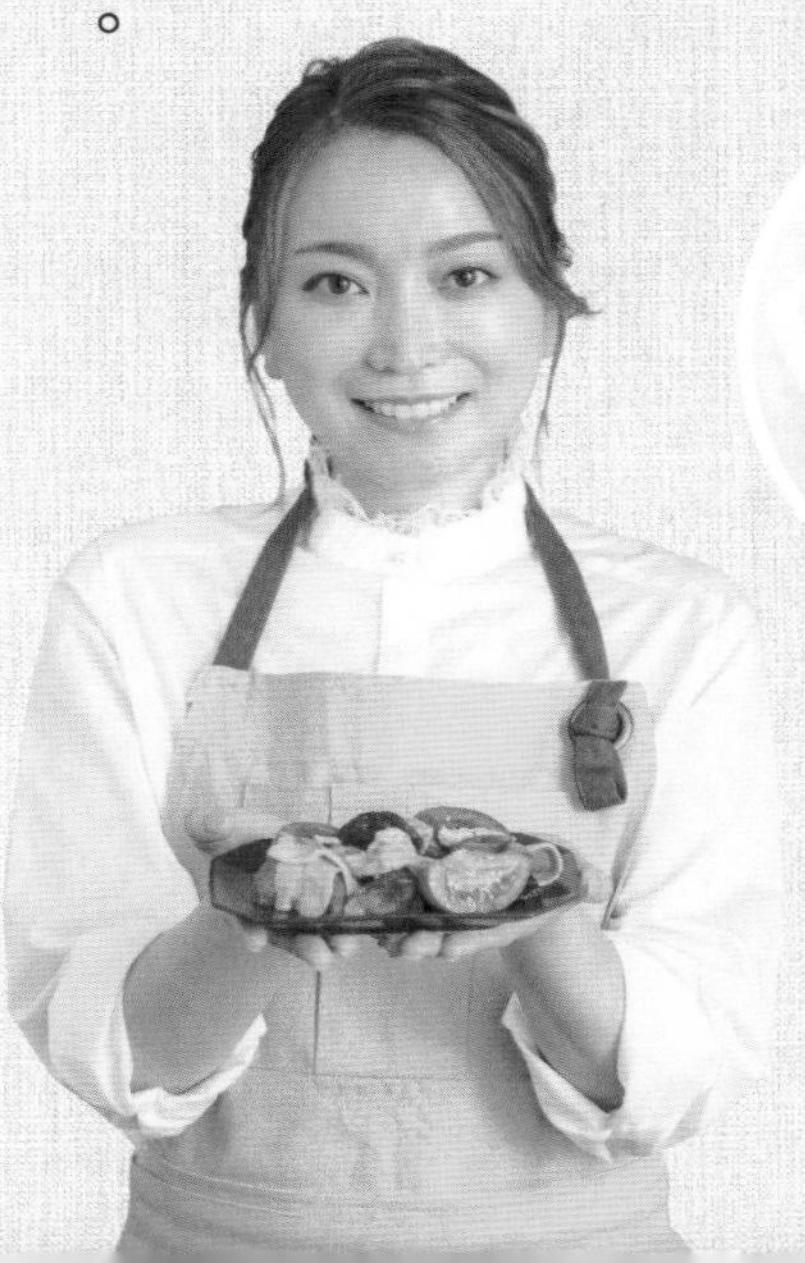

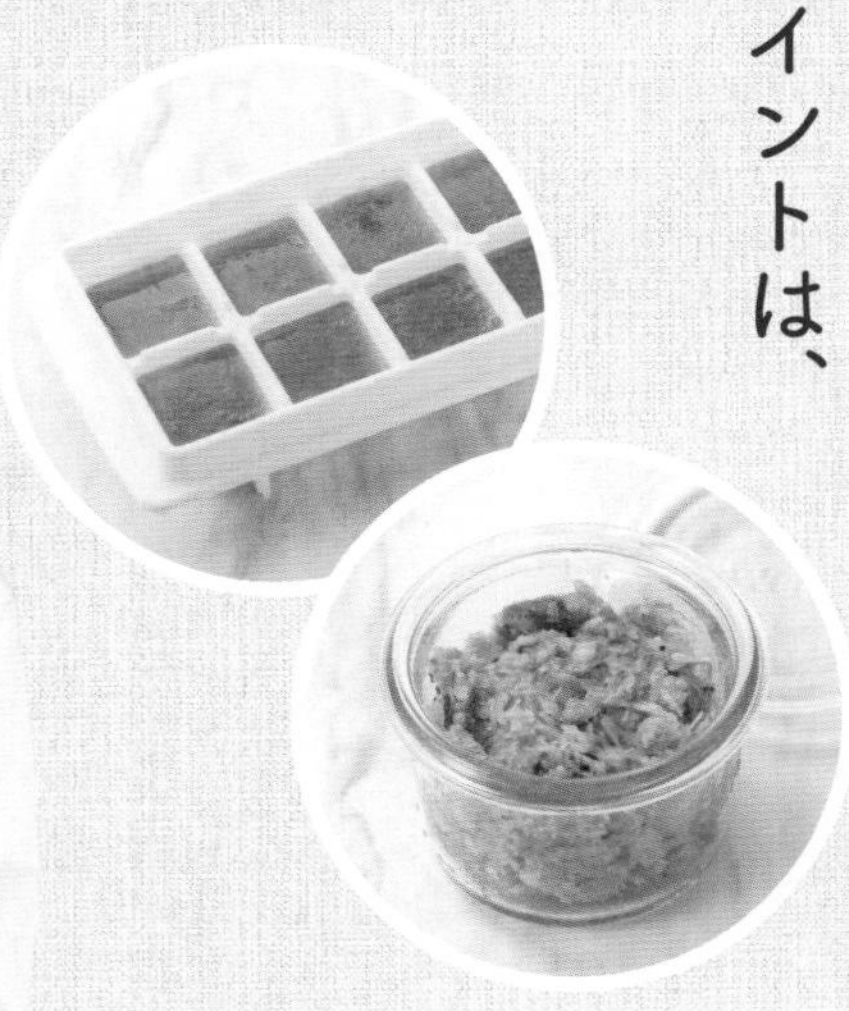

そこで、料理家の田村つぼみさんに
アドバイスをいただきながら開発したのが

「万能 氷だし」と
「めっちゃウマだしがら」です。

「万能 氷だし」は、かつおだしをベースに、
酒かす・玉ねぎ・しょうがを入れて、凍らせたおだしです。
保存しておくことができるので、
一度作っておけば、毎回だしをとる手間はありません。

さらに、だしがらも無駄なく使ってふりかけを作りました。
それが、「めっちゃウマだしがら」です。
塩分を気にせず使えるのに、うま味はたっぷりあります。
基本のだしを「万能 氷だし」に変えただけで、
夫からは「料理の腕、上げたね！」と褒められました。

「もう減塩料理はやめたのよ」という私の言葉にも
夫はだまされてくれました（笑）。

「万能 氷だし」はそれだけおいしく、
満足感があるという証拠です！

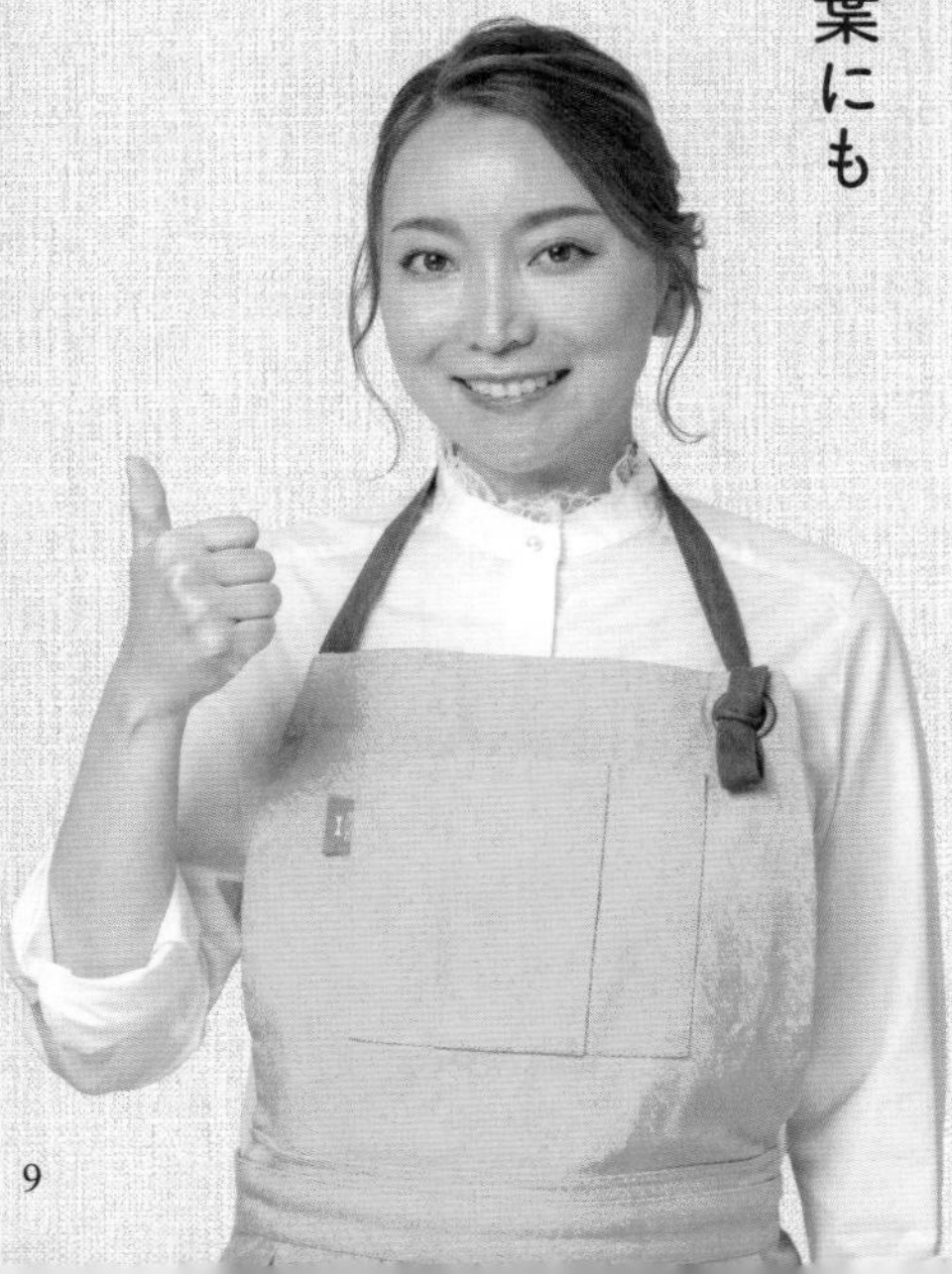

の健康食材が決め手！

玉ねぎ

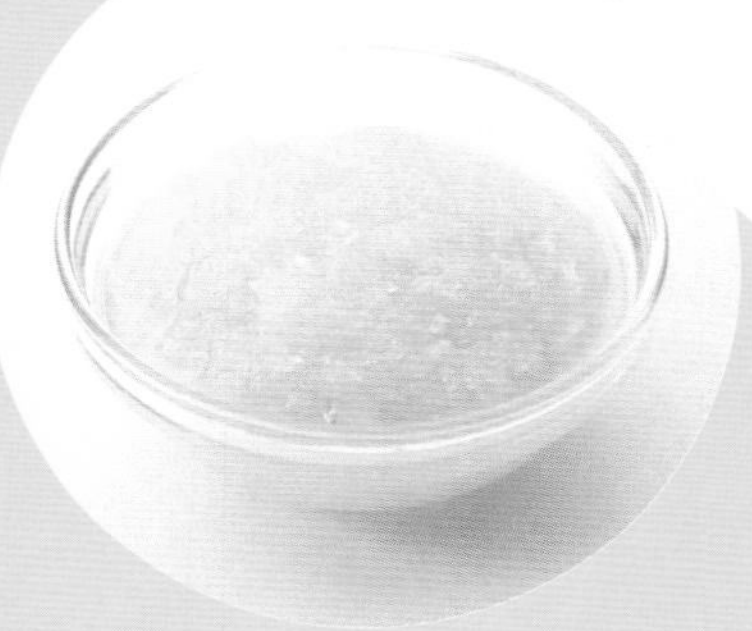

血液をサラサラにする
高血圧を防止する
腸内環境を整える

血管を強くする「ケルセチン」はむくみや冷えも改善する！

玉ねぎは、野菜の中でも断トツでケルセチンという成分を多く含有しています。ケルセチンは抗酸化作用にすぐれています。血管の老化を早める活性酸素を除去。しなやかで弾力のある血管をつくることで、高血圧を予防します。また、血液をサラサラにする効果もあるため、血流がよくなり、むくみや冷えの改善が狙えます。

オリゴ糖や食物繊維もたっぷり含んでいるので、腸活にも最適な食材です。

「万能 氷だし」は4つ

しょうが

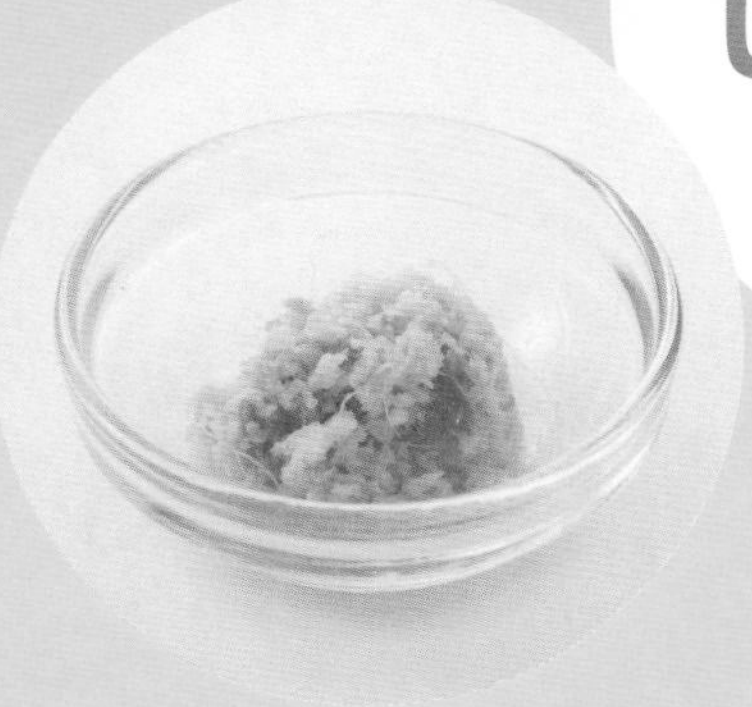

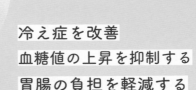

冷え症を改善

血糖値の上昇を抑制する

胃腸の負担を軽減する

ぽかぽか成分「ショウガオール」が
代謝を上げて、血糖値を抑える！

加熱されたしょうがに多く含まれるショウガオールが、胃腸を刺激し、血のめぐりをよくして体を芯から温めます。冷え症が改善され、腸の働きがよくなると、血糖値を下げるホルモンが分泌され、糖尿病を防ぎます。

また、ショウガオールは、痛みや炎症のもとになるプロスタグランジンというホルモンの働きを抑える作用があることがわかっています。

酒かす

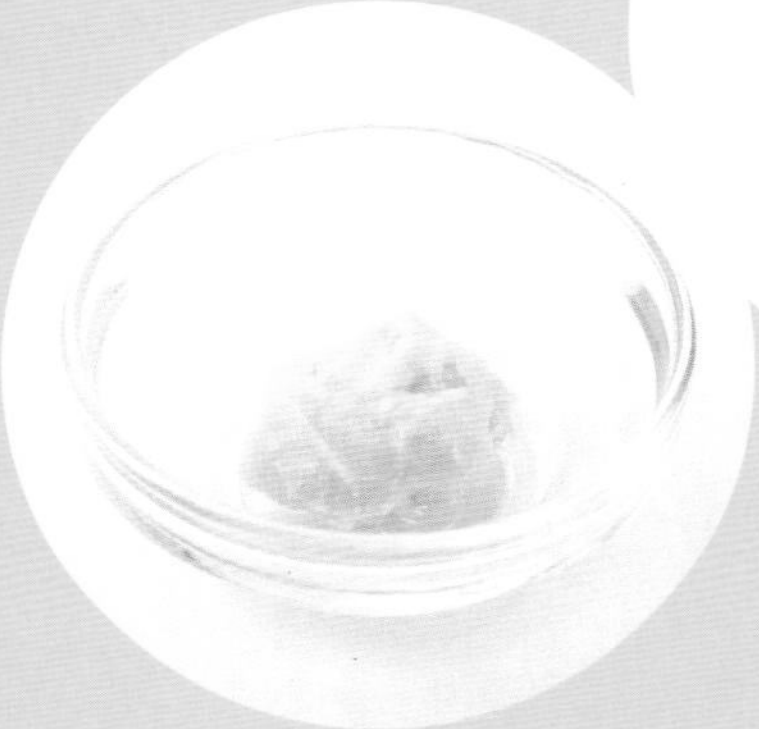

腸を整える

免疫力を高める

肌を美しくする

話題のレジスタントプロテインが 腸を整え、美肌をサポート

食物繊維に似たたんぱく質であるレジスタントプロテインを多く含有します。腸まで届いて、悪玉コレステロールが増えるのを抑え、お腹の調子を整えます。

腸内の食べ物のカスや老廃物をからめとり、硬くなった便をやわらかくして体外に排出させるため、便秘解消にも役立ちます。腸内環境が整って、免疫力がアップ。

ほかにも、酒かすに含まれるビタミンB群は、美肌をサポートする役割を持っています。

かつお節

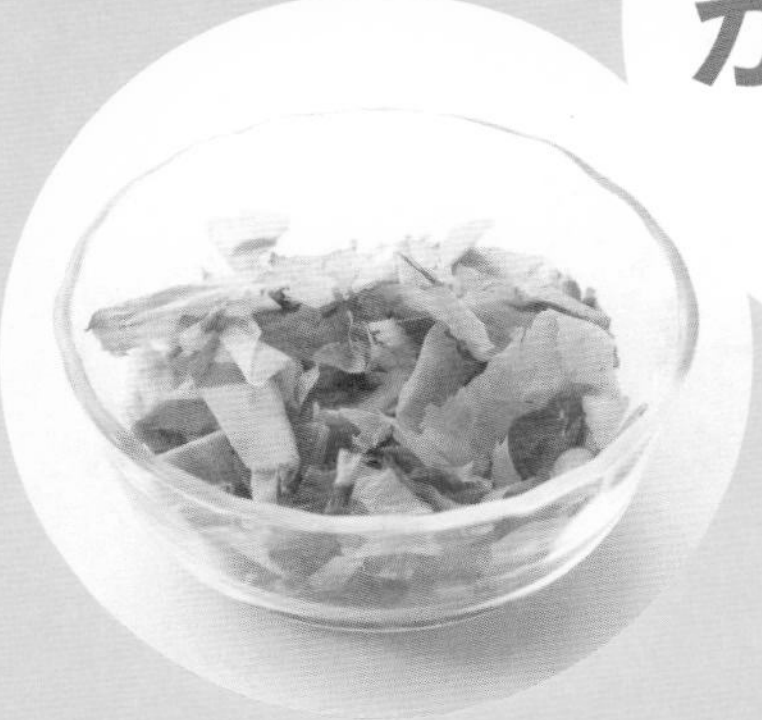

筋肉量がアップする

睡眠の質を向上させる

血圧を下げる

体内でつくることができない 必須アミノ酸が豊富

かつお節には、筋肉を増やすのに必要なアミノ酸BCAA（バリン、ロイシン、イソロイシン）をはじめ必須アミノ酸9種類がすべて含まれています。必須アミノ酸は体内でつくれないので、食品から摂取する必要があります。

また、グリシンというアミノ酸は、睡眠の質を改善する働きがあります。ぐっすり眠ることで、健やかな肌へと導いてくれます。

カリウムが豊富なため、ナトリウムを排出させ、血圧を下げる働きもあります。

本格的なうま味のだしが
カンタンに！

❶ 玉ねぎとしょうがをすりおろす。

❷ 小鍋に❶と水、酒かすを入れて火にかける。

❸ かつお節としょうゆを入れて少しおく。

❹ ざるでこして、製氷皿で凍らせる。

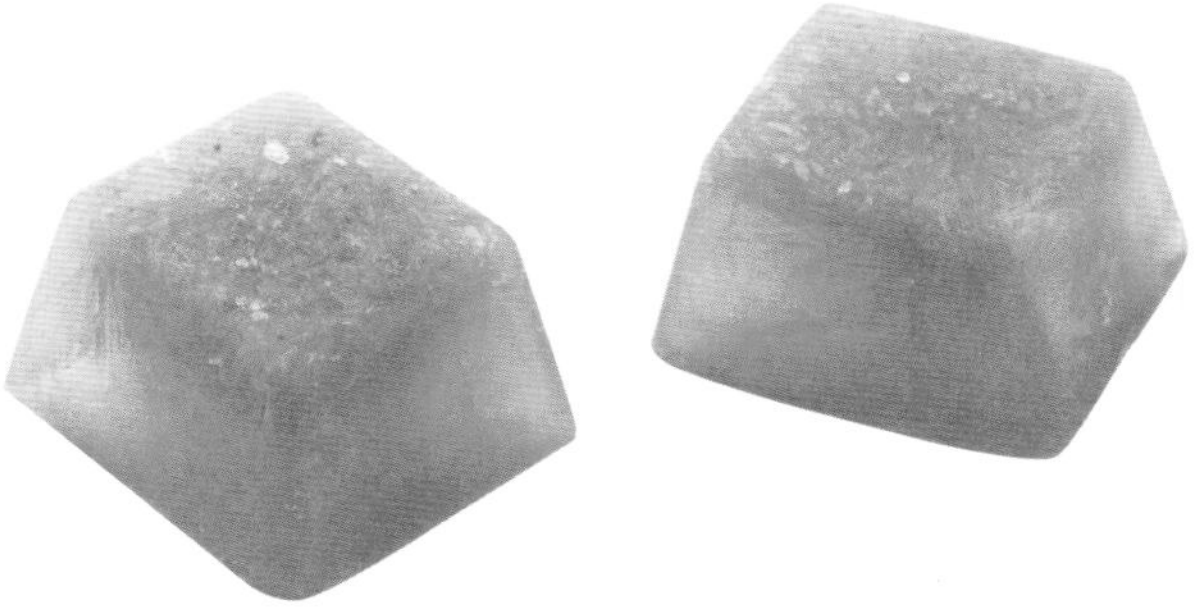

1個が塩分0.3gだから
計算しやすくて便利です！

作りおきOKの
冷凍保存がうれしい！

※詳しい作り方は34～35ページで紹介！

玉ねぎの甘みと酒かすのコクが
減塩食に華やかさをプラス!

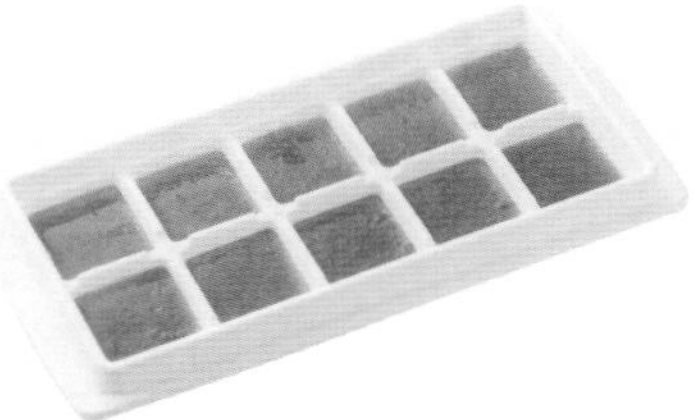

そのまま
なめて
脱水症状予防
にも!

「万能 氷だし」はいいことたくさん!!

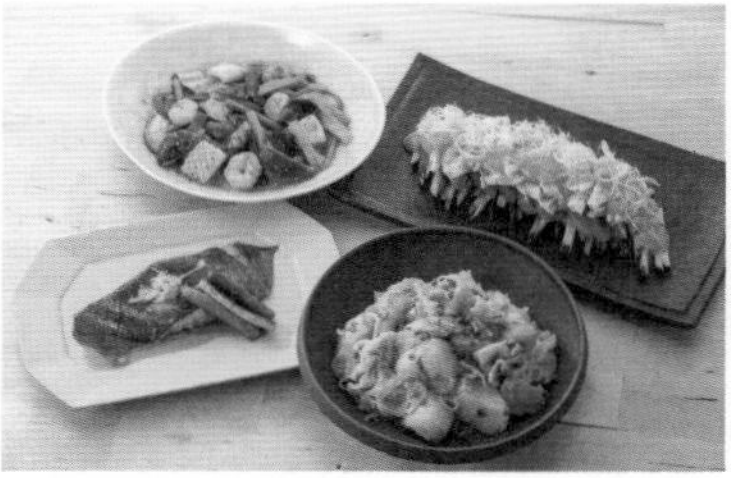

使い方いろいろ!
レパートリーが増える

和・洋・中なんでも合わせやすく幅広いレシピに対応します。汁ものはもちろん、炒めものやおひたしなどにうま味をプラス。

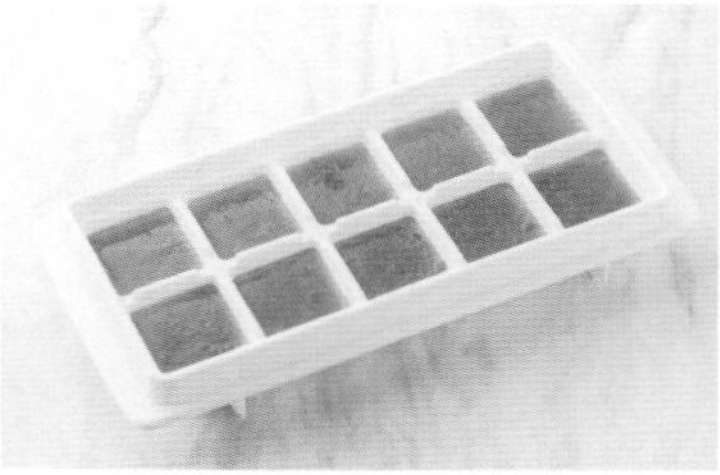

作りおきして
長期保存できる

冷凍することで約2週間、保存が可能です。時間があるときにまとめて作っておけば、便利なうえに、続けやすいのがポイント。

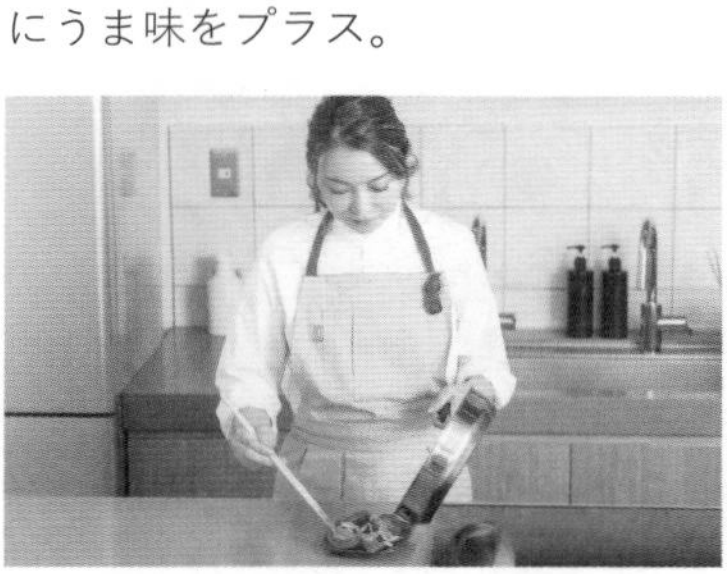

飽きずに毎日続けられる

料理のジャンルの守備範囲が広く、減塩でもうま味を感じるため、毎日食べても飽きません。「氷だし」がないと、もの足りなくなるかも!?

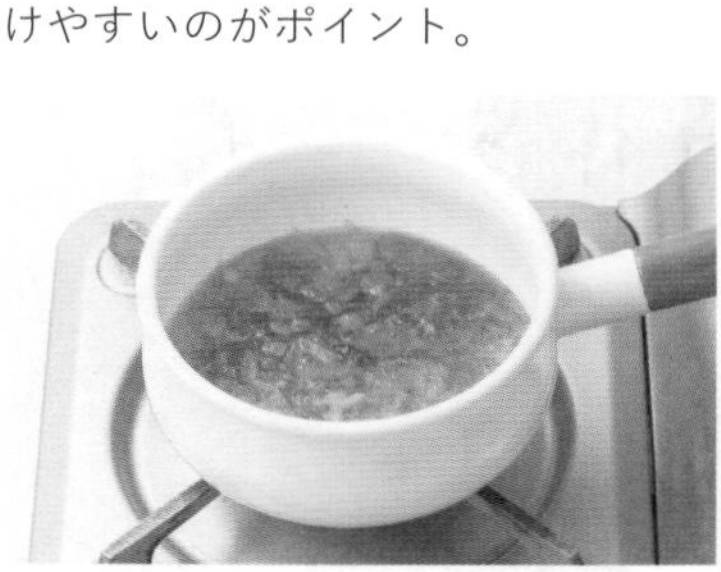

小鍋でカンタンに作れる

大きな鍋を使うレシピが多い中で、「氷だし」は小鍋で作れるから、洗いものも少なくてすみます。ほかの料理との同時調理も叶います。

「万能 氷だし」レシピのここがスゴい

作る人、食べる人の両方にメリットがあるのが、このレシピのスゴいところ。「万能 氷だし」レシピで作り始めたら、毎日の減塩食が楽しいものに変わりました！

塩分管理がしやすい 1個＝塩分0.3ｇ

いちいち計らなくても、1個あたりの塩分量が0.3gと決まっているから計算しやすく、ラクに減塩料理が作れます。毎日続けられる理由のひとつです。

小鍋でだしがとれて経済的＆洗いものも減らせる！

「万能 氷だし」10個分が小鍋で作れます。3倍量で作ったとしても中鍋でOK。重くて大きな鍋を洗う必要もありません。できあがりが使いきれる量なのでとても経済的です。

循環器系の病気の予防になり健康な毎日を送れる！

高血圧や脳卒中、心筋梗塞などの循環器病の予防には、やはり減塩食。10個でもしょうゆ大さじ1相当の塩分量で、酒かすやしょうが、玉ねぎのうま味が満足感をアップさせます。

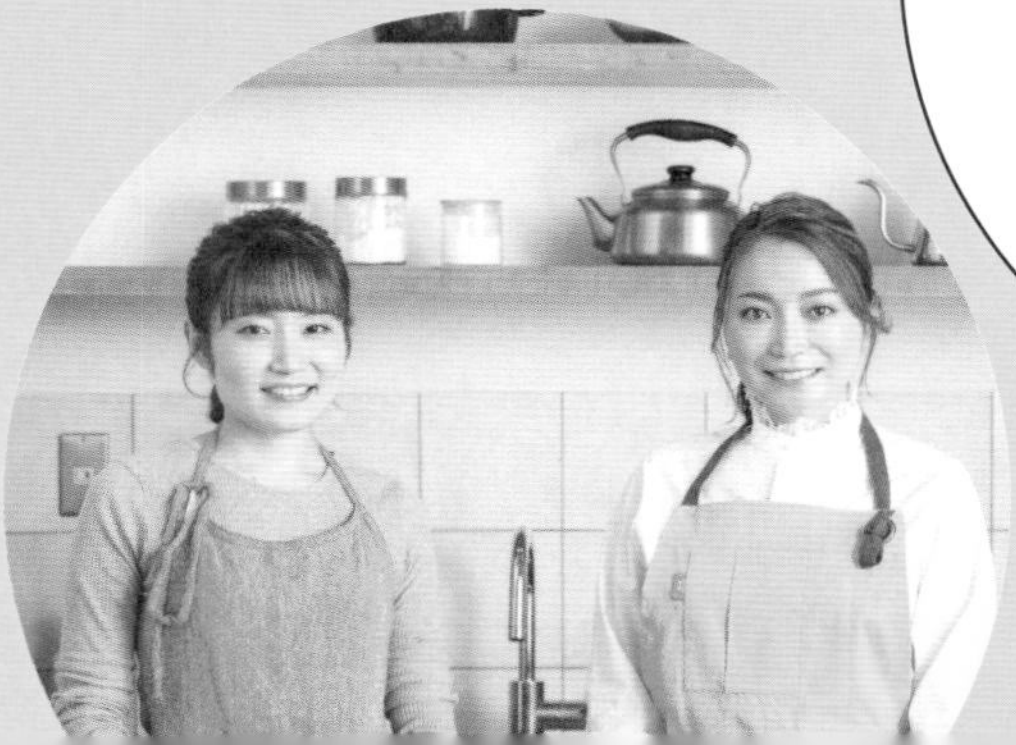

使い方いろいろ！

高血圧予防 腸活にもピッタリ！

「万能 氷だし」の材料、玉ねぎとしょうがには血圧上昇を抑える成分が含まれています。玉ねぎのオリゴ糖や食物繊維は整腸作用もあるため、腸活も叶います。

熱中症対策で そのままなめてもいい「万能 氷だし」！

水分と塩分を一緒に少しずつ補給することで、熱中症の予防になります。甘いアイスを食べるよりも、この「万能 氷だし」をなめるほうが健康的です。

「めっちゃウマだしがら」でごはんがすすむ！

減塩食にすると全体の食事量まで少なくなり、やせてしまいがち。だしがらで作れるふりかけ「めっちゃウマだしがら」で、ごはんがたくさん食べられます。

和・洋・中 なんでもOK！ 減塩食のレシピが広がる

かつおベースの和風だしなのに、洋食や中華のほか、アジアン料理にも活用できます。あっさり味のおひたしも作れますし、ハンバーグやカレーにも重宝します。

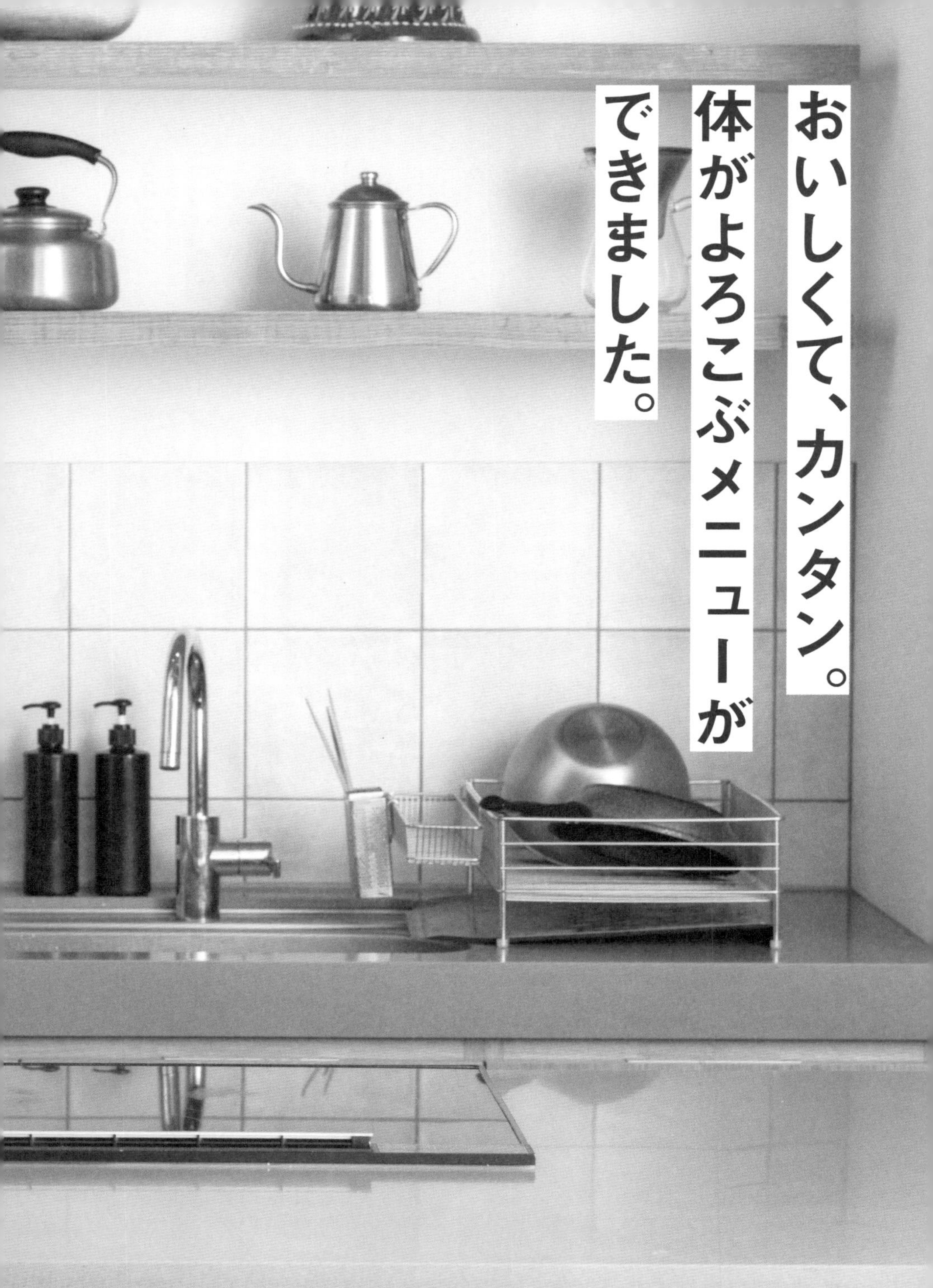

おいしくて、カンタン。体がよろこぶメニューができました。

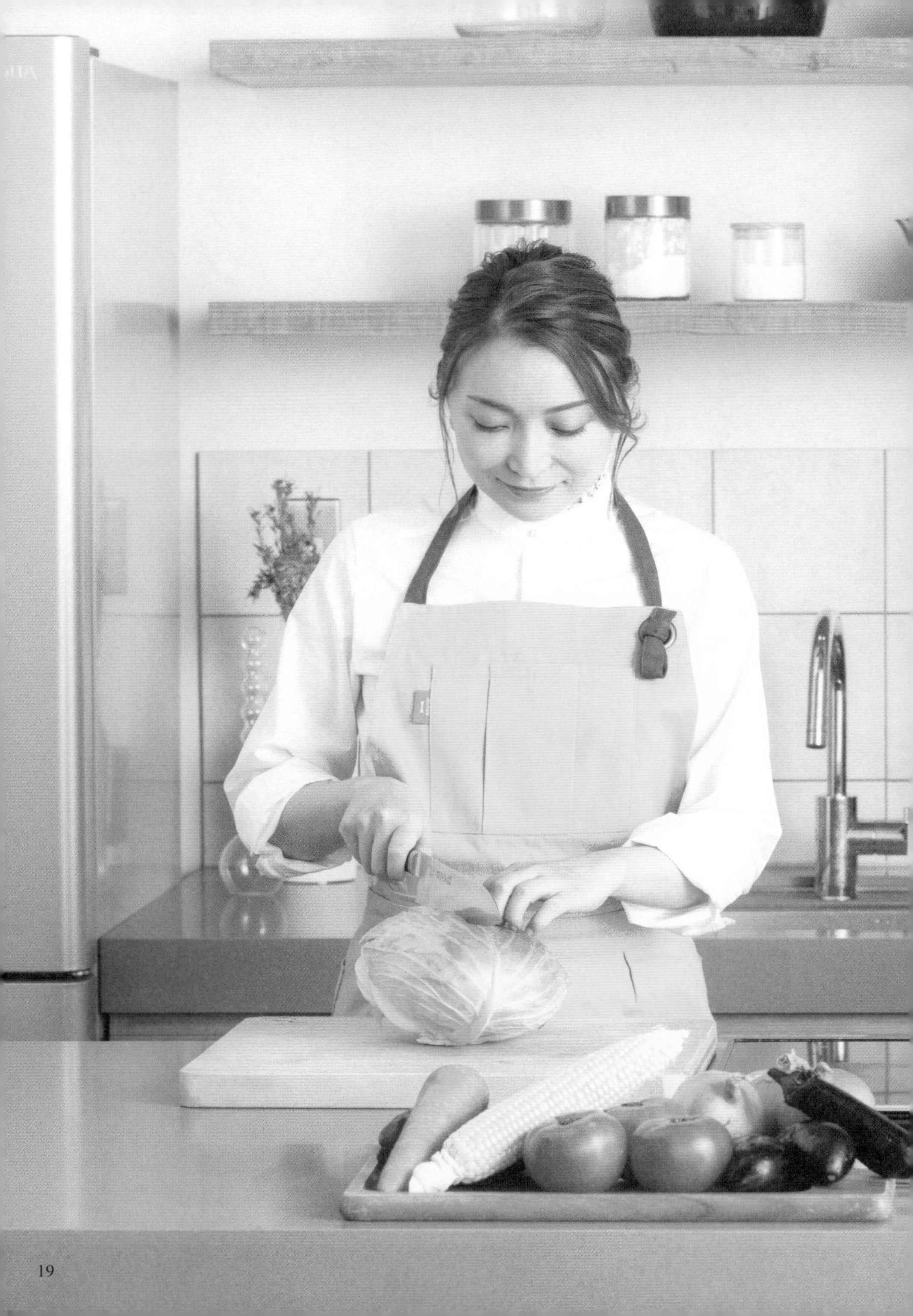

さあ、あなたも
カンタンでおいしい減塩食を
はじめませんか？

「万能 氷だし」と
「めっちゃウマだしがら」で、
もっと健康に長生きして
楽しい毎日を送りましょう！

加藤家の食卓◉目次

第1章

「万能 氷だし」と「めっちゃウマだしがら」の作り方

第2章

健康で長生きするために大切なこと

教えてくれる人：猪《い》原《はら》匡《まさ》史《ふみ》先生　国立循環器病研究センター　脳神経内科　部長

第3章

おいしい健康食を作るちょっとしたヒント

教えてくれる人：田《た》中《なか》勝《かつ》久《ひさ》先生　国立循環器病研究センター 栄養管理室 室長

第4章

おいしく食べて健康でいられる！ 綾菜流「万能 氷だし」減塩レシピ

メイン料理＆副菜

副菜

第5章

おいしく食べて健康でいられる！
綾菜流「万能 氷だし」減塩レシピ
ごはんもの＆汁もの

第6章

健康寿命を長く延ばす運動

教えてくれる人：小《お》野《の》玲《れい》先生
国立研究開発法人 医薬基盤・健康・栄養研究所 身体活動研究部 部長／栄養・代謝研究部 部長

第1章

「万能 氷だし」と「めっちゃウマだしがら」の作り方

減塩なのにおいしい食事を作るなら
「万能 氷だし」と「めっちゃウマだしがら」におまかせを！
手軽に使えて毎日のメニューに大活躍します。

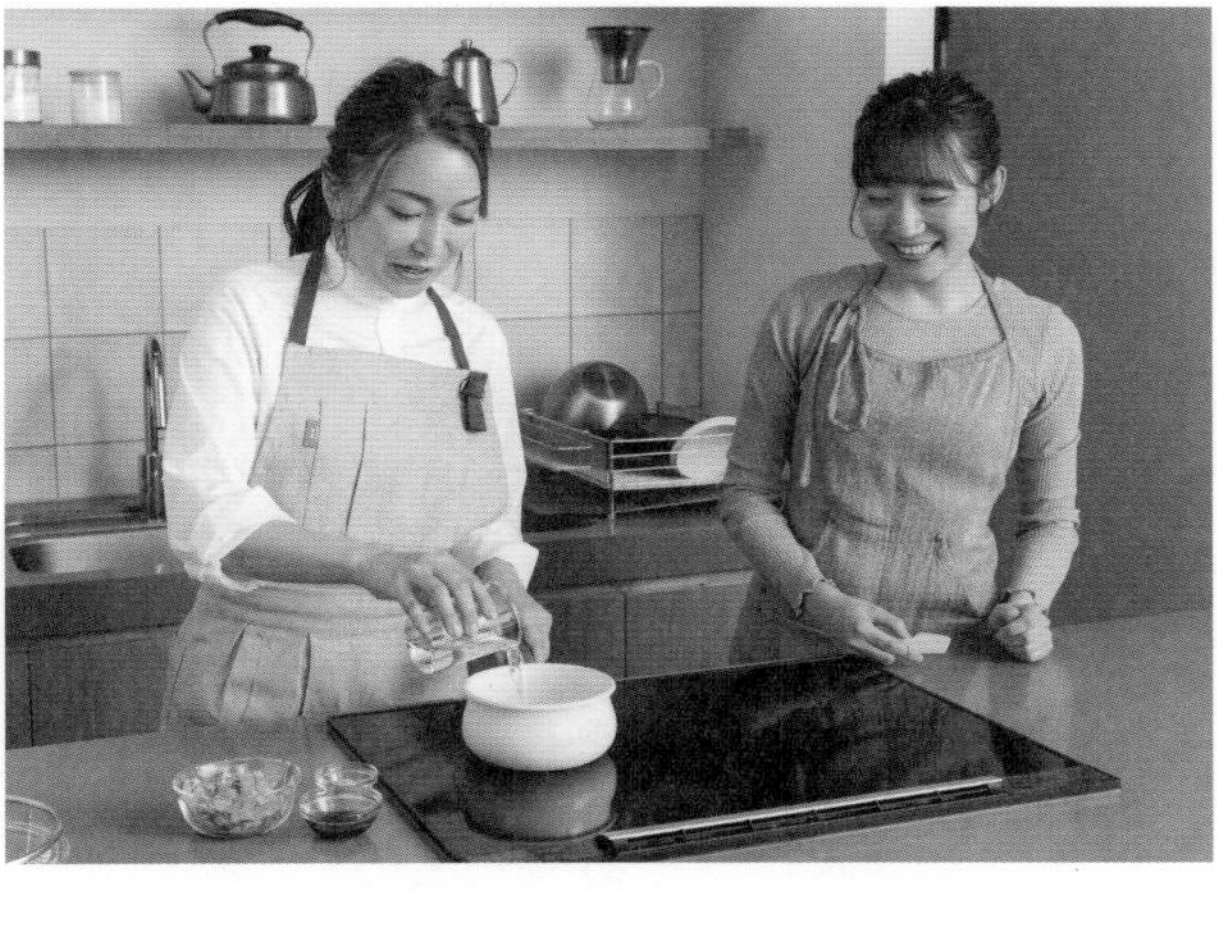

レパートリー広がる！「万能 氷だし」の活用法

ひとかけで、だしと調味料の代わりになる！

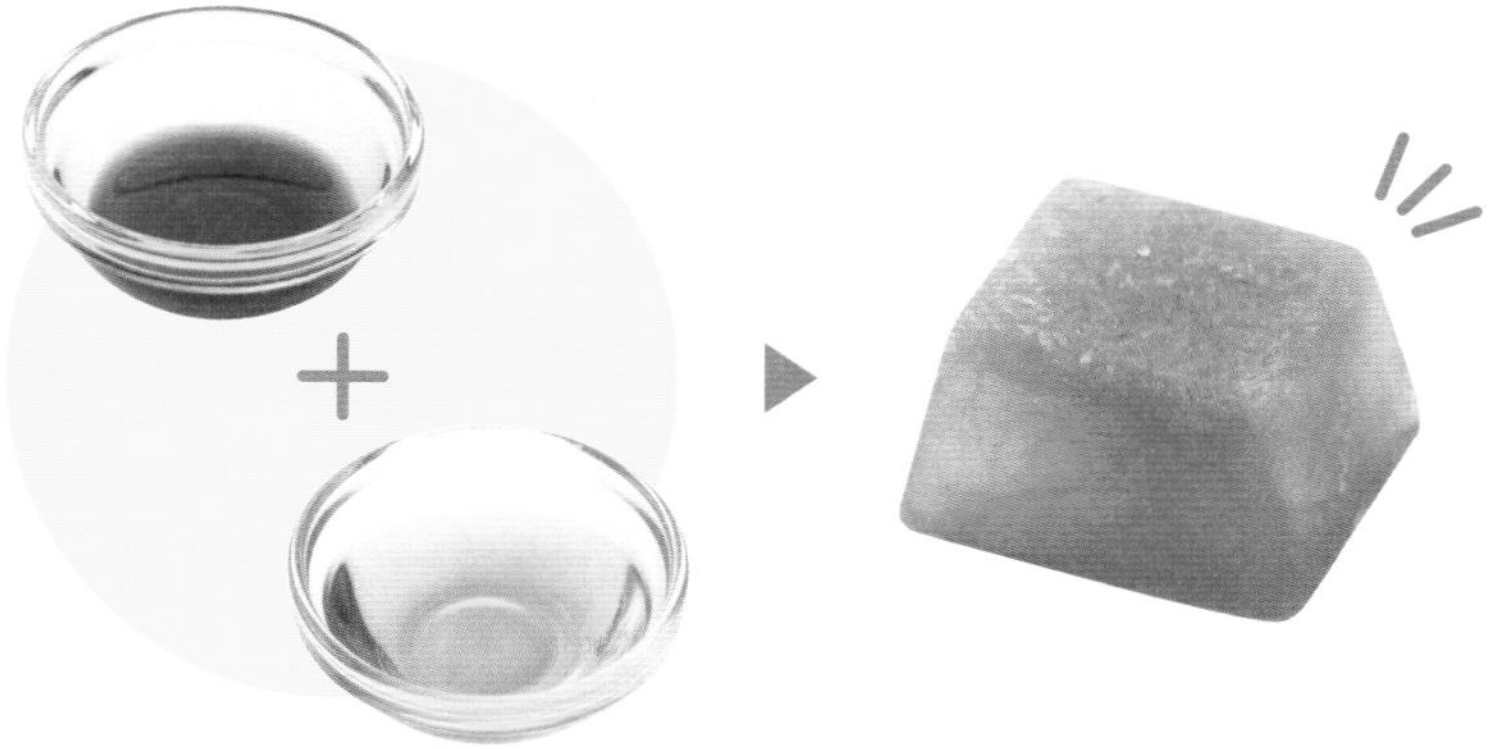

ゆでた野菜にのせるだけでおひたしに！

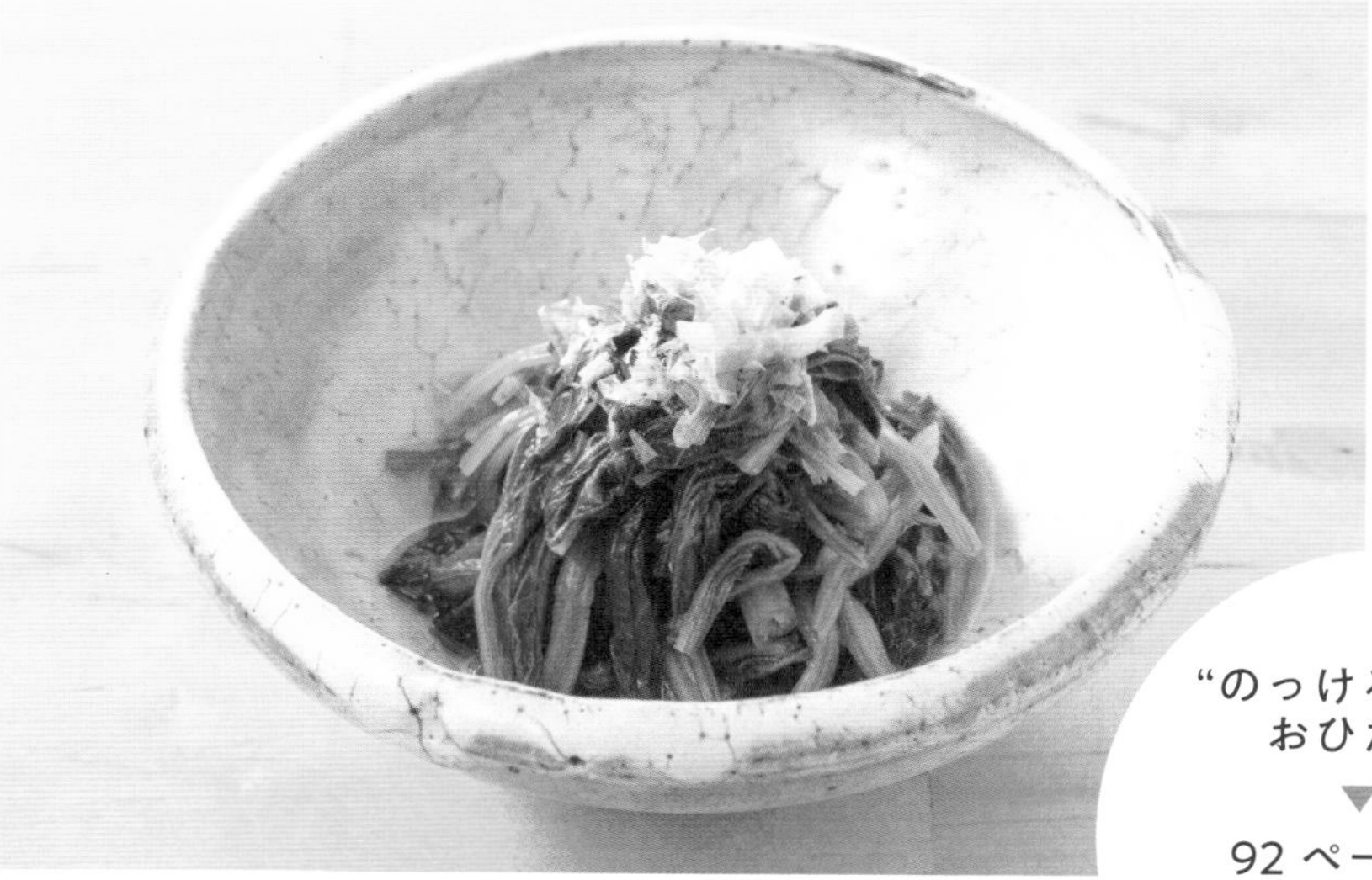

“のっけるだけ”
おひたし

▼
92 ページへ

入れるだけで麺類のスープができあがり！

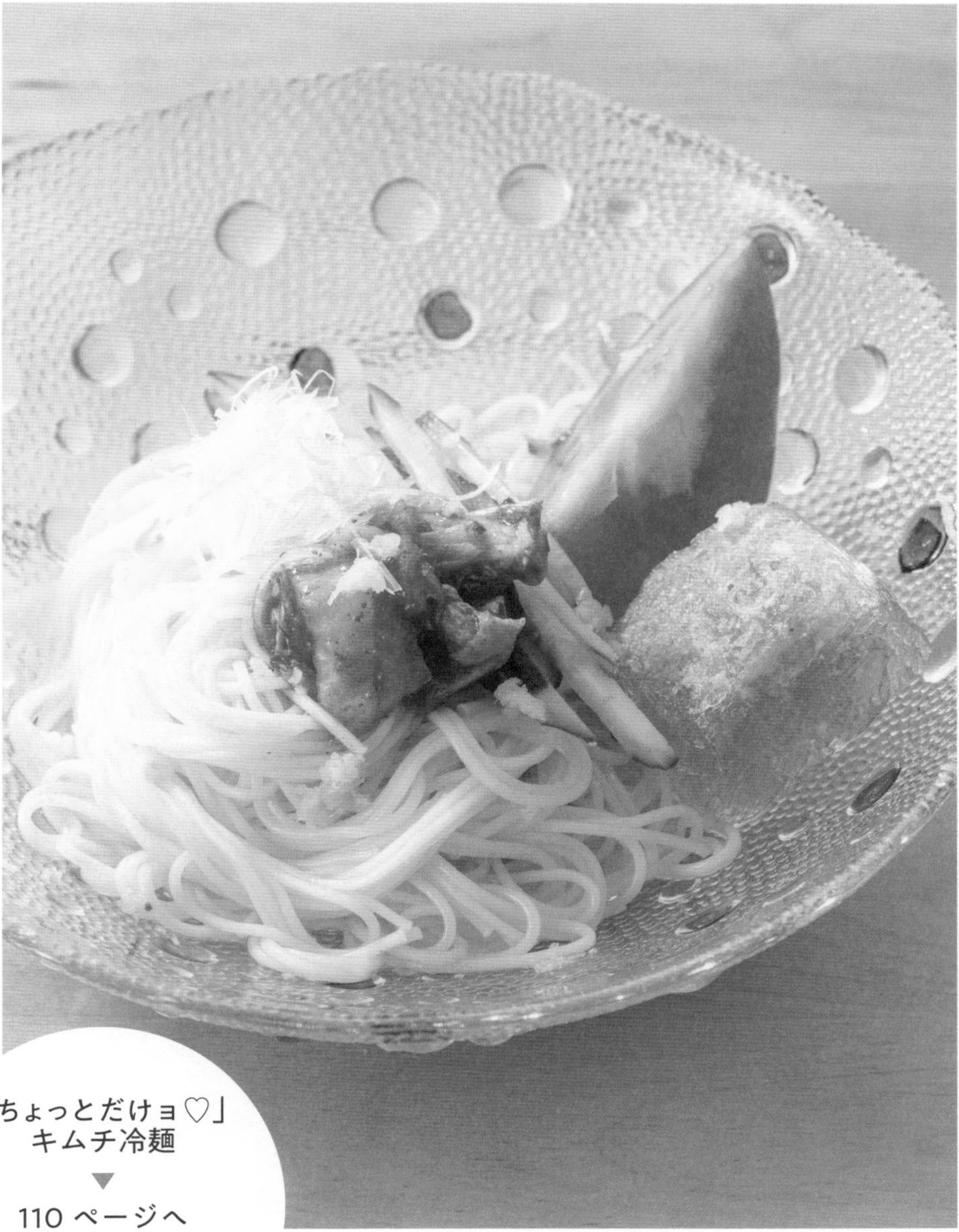

「ちょっとだけョ♡」
キムチ冷麺
▼
110 ページへ

氷のまま使えるから
調理がカンタン！

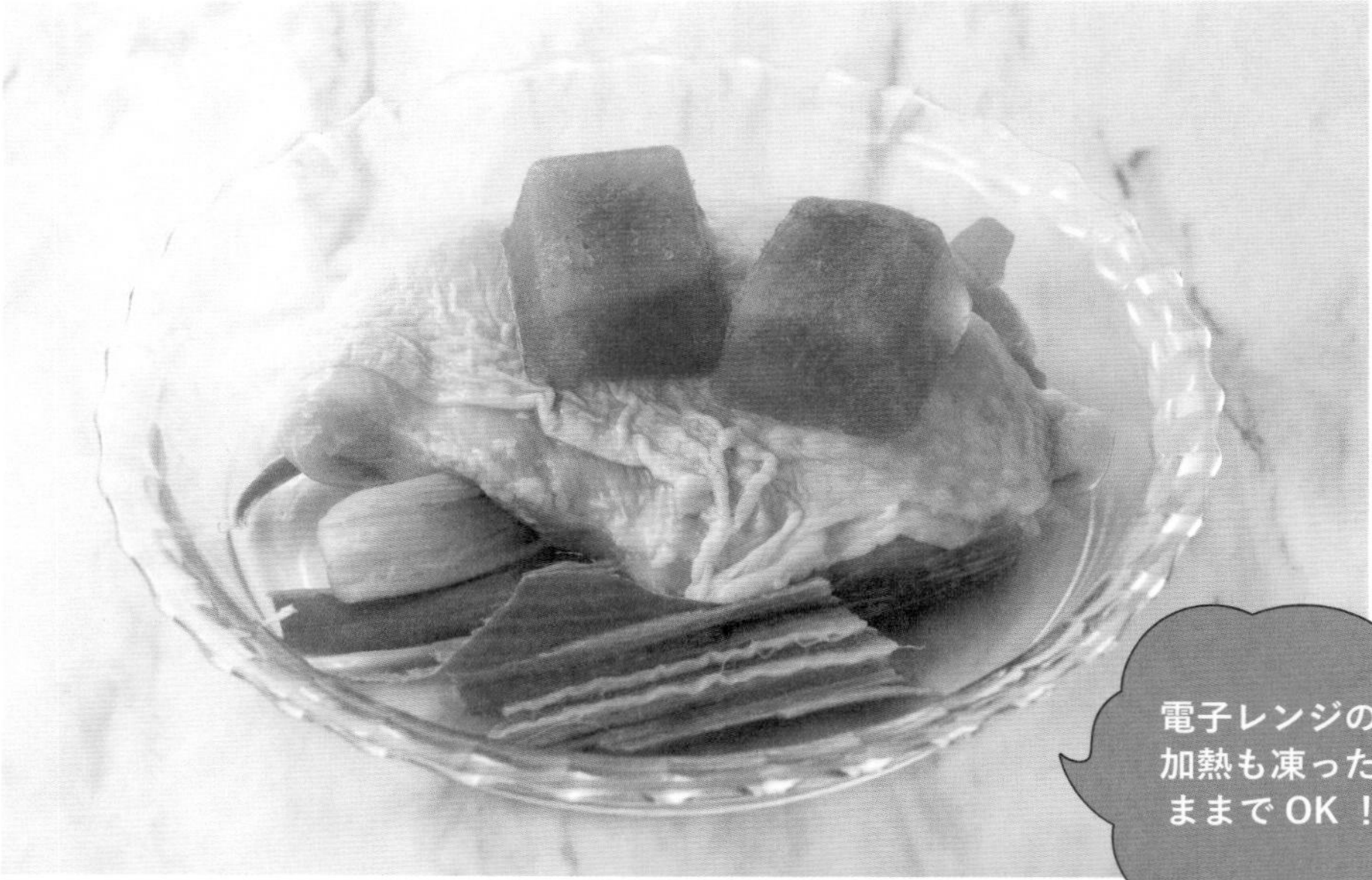
電子レンジの
加熱も凍った
ままでOK！

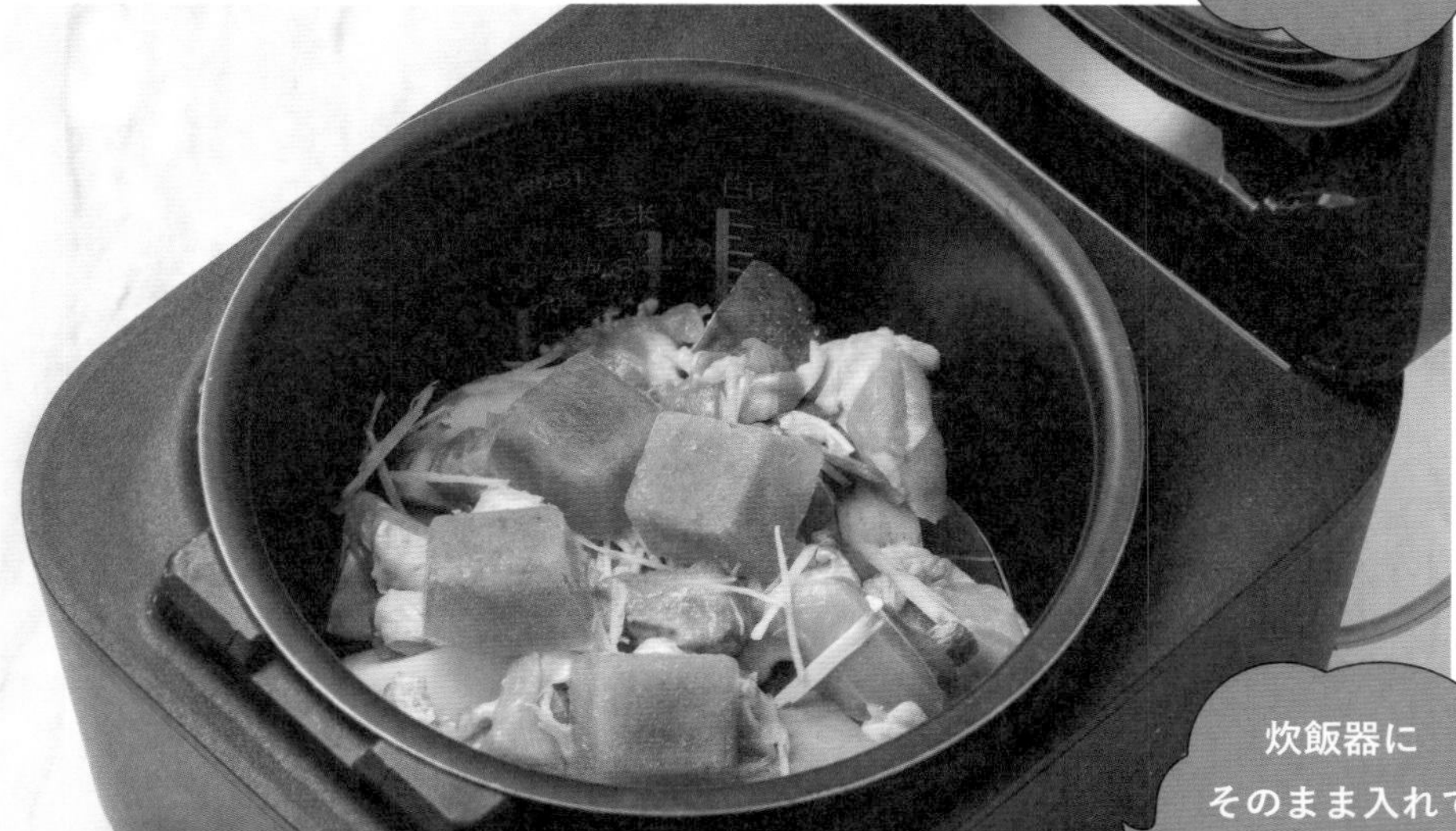
炊飯器に
そのまま入れて
炊き上げ
られる！

和風のだしだけど
エスニックにも使える！

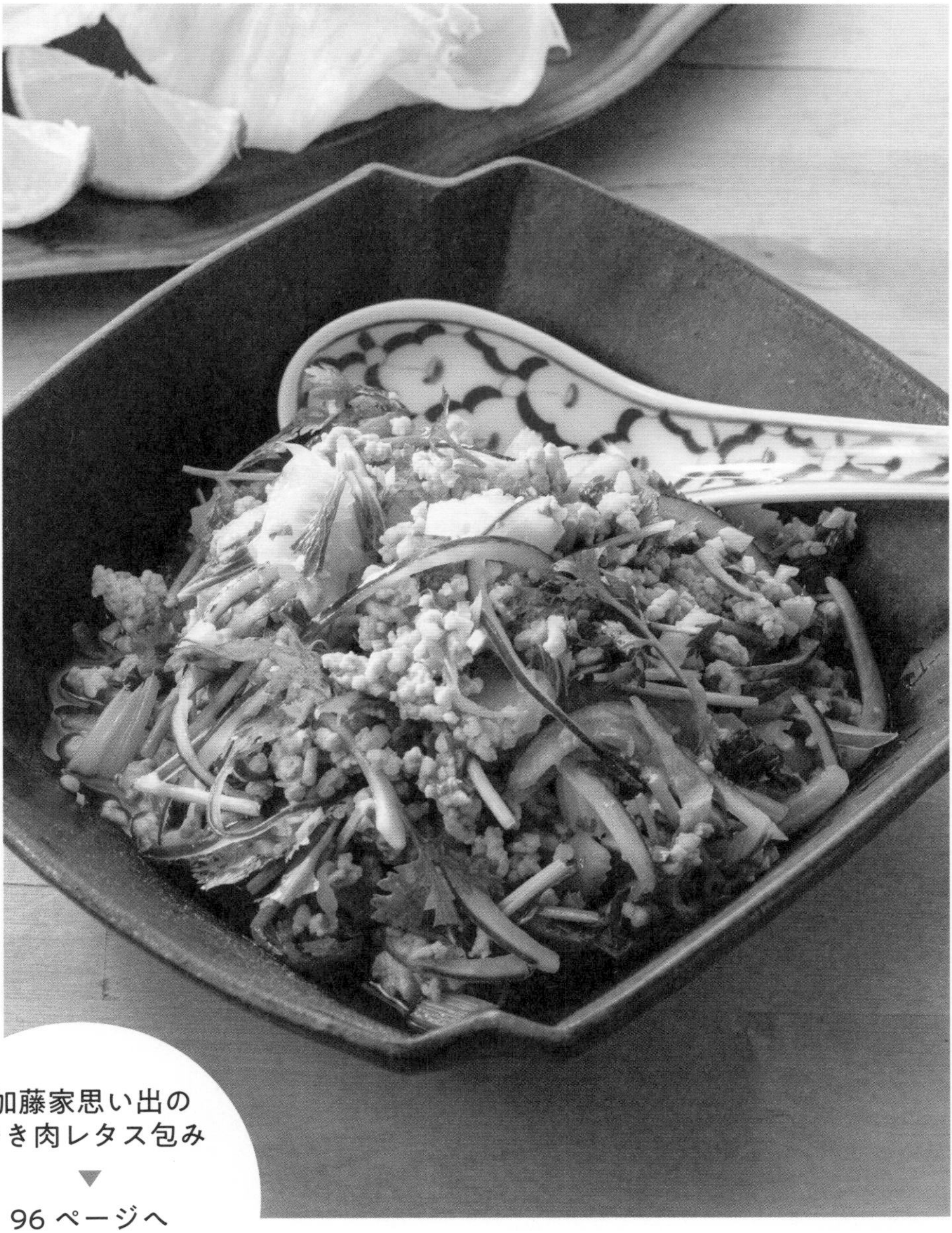

加藤家思い出の
ひき肉レタス包み

▼
96ページへ

1個＝塩分0・3g
「万能 氷だし」の作り方

［材料（キューブ10個分）］

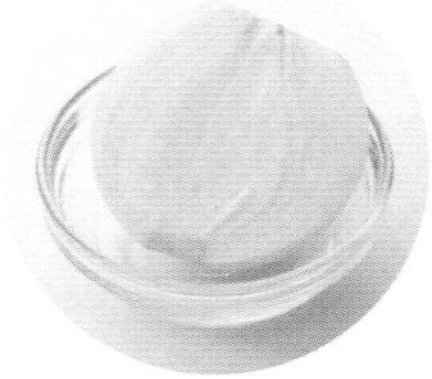

玉ねぎ 1/2個

オリゴ糖や食物繊維で腸活！　高血圧予防にも。ケルセチンは加熱してもほとんど壊れません。砂糖なしでも玉ねぎの自然な甘みでやさしい味に。すりおろしたものを使います。

玉ねぎは冷蔵庫で冷やしてから、ゆっくりとすりおろすことで、目への刺激を抑えられます。

＋

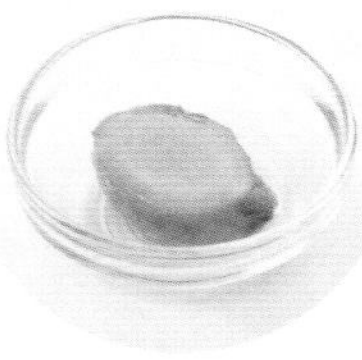

しょうが 5g（1/2かけ）

血管を拡張して血行を促進するショウガオールは、抗炎症効果や抗酸化作用もあります。しょうがは皮の近くに香りと栄養が詰まっています。そのため、皮ごとすりおろしてください。

＋

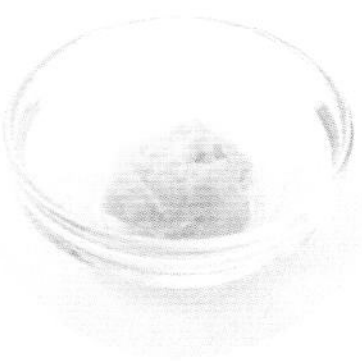

酒かす 6g（約小さじ1）

酒かすのレジスタントプロテインが悪玉コレステロール値を下げてくれます。善玉菌を増やすオリゴ糖と食物繊維が豊富なので整腸作用にも期待。

＋

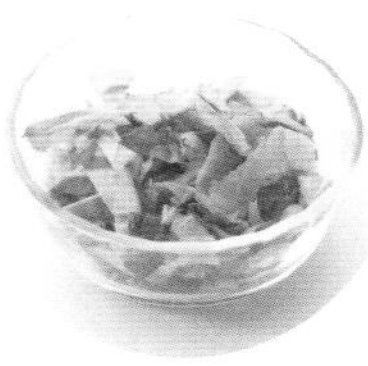

かつお節 6g

かつお節は昆布や煮干しに比べて塩分含有量が少ないのがポイント！ さらに人間の体内では生成できない必須アミノ酸、たんぱく質が多く含まれています。だしをとるには打ってつけです。

＋

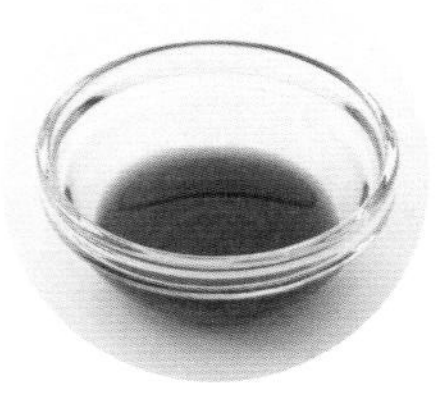

＋

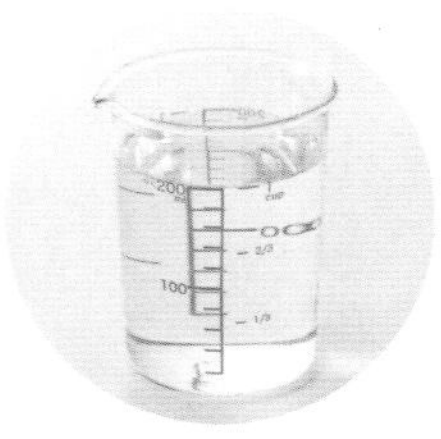

しょうゆ 大さじ1

水 1カップ

Point

製氷皿のサイズは 10 × 19 × 5㎝。
10個のキューブが作れる
一般的なものを使用しています。

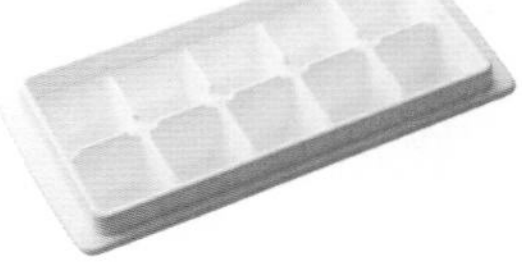

1

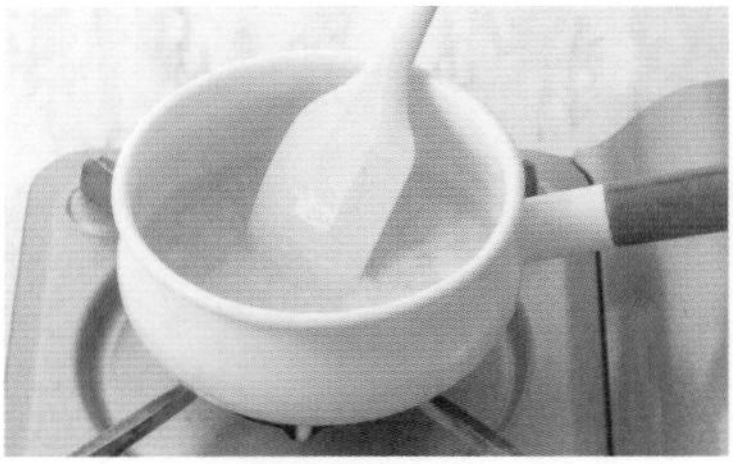

小鍋にすりおろした玉ねぎとしょうが、水、酒かすを入れて中火にかける。沸騰したら中火弱にして約5分煮る。玉ねぎの甘みとしょうがの有効成分がしっかり出る。

2

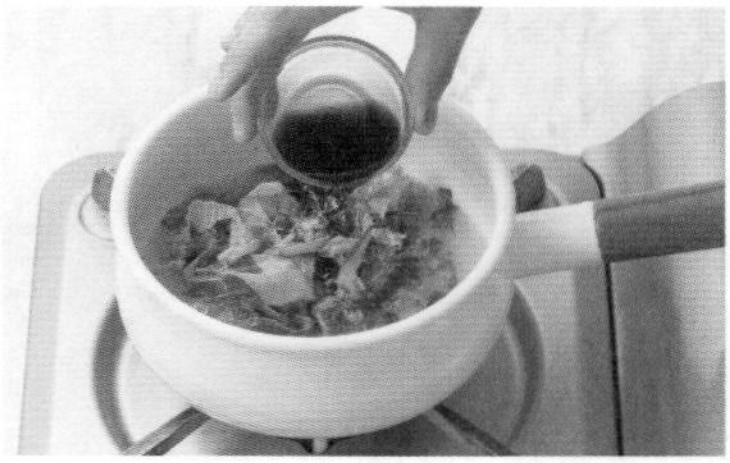

火を止め、かつお節を先に入れてから、しょうゆを入れ、鍋を回してなじませる。かつお節が沈むまで1分ほど待つと、温度が下がってうま味が出やすい。

3

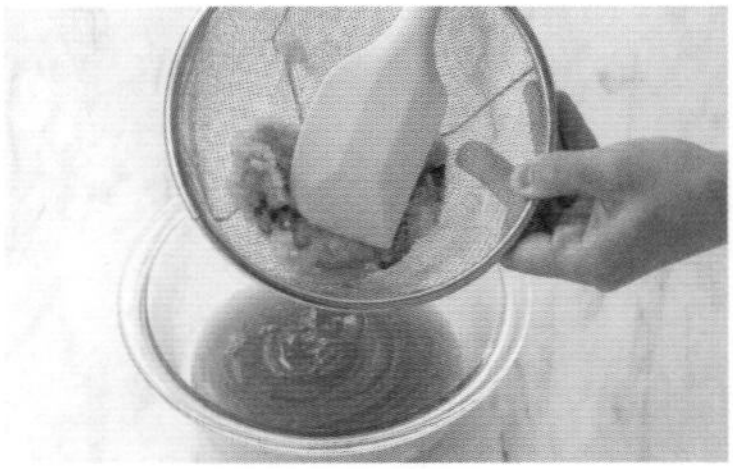

ざるでこす。ペーパーは使わず、かつお節などざるに残ったものは、ヘラやスプーンの背などで押して水分をしっかりしぼり落とす。うま味や塩味が入っているので、よくしぼる。

4

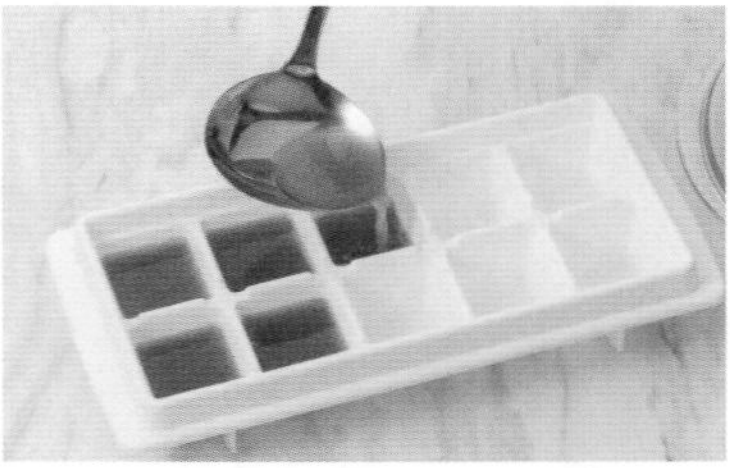

製氷皿に③を流し入れる。粗熱がとれたらラップをして冷凍庫で冷やし固める。そのまま2週間ほど保存可能。残っただしがらは「めっちゃウマだしがら」に使用。

製氷機がない場合の保存方法

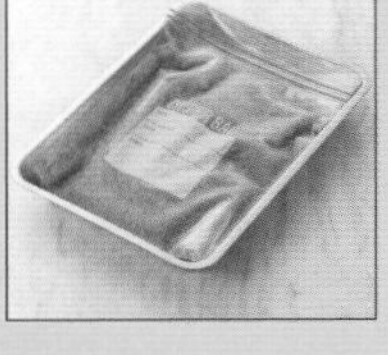

ジッパーつき保存袋

保存袋に入れて冷凍します。その際、保存袋をバットなどに置いて横にすることで、成分が沈殿することを防げます。

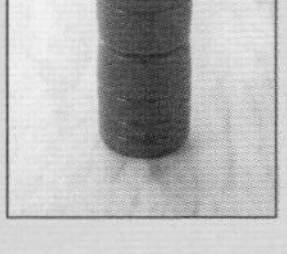

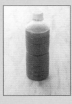

ペットボトル

冷凍庫がいっぱいなら、ペットボトルに入れて冷蔵庫へ。保存期限は3日ほどです。氷だし1個＝約18～25g なので、目安にしてください。

「めっちゃウマだしがら」で カロリー＆満足度をＵＰ！

～活用例～

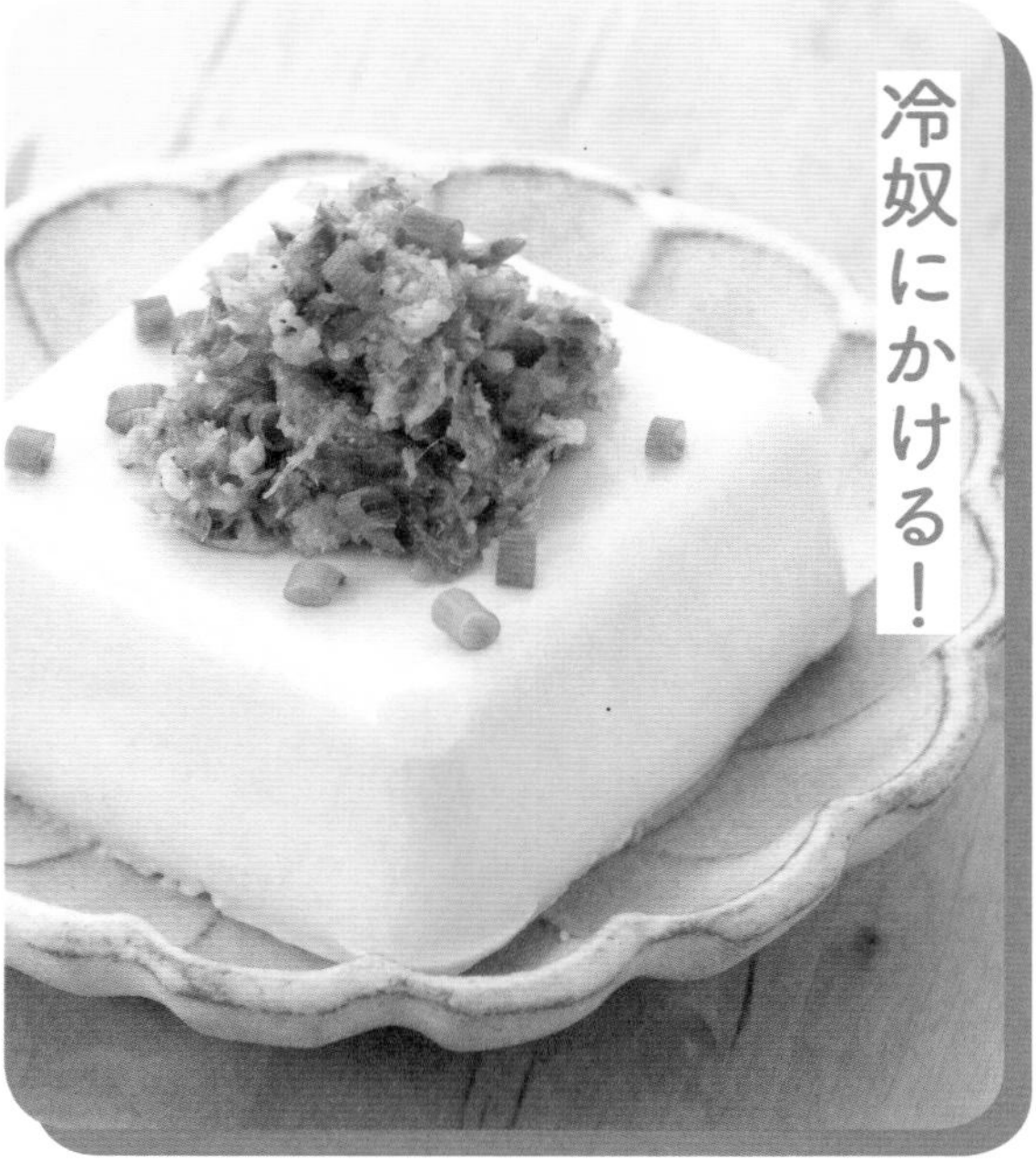
冷奴にかける！

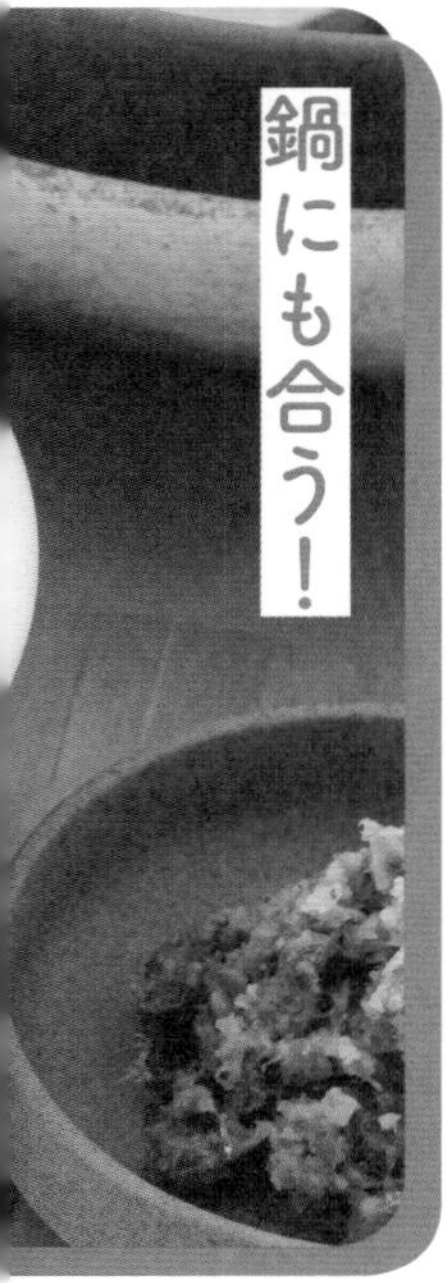
鍋にも合う！

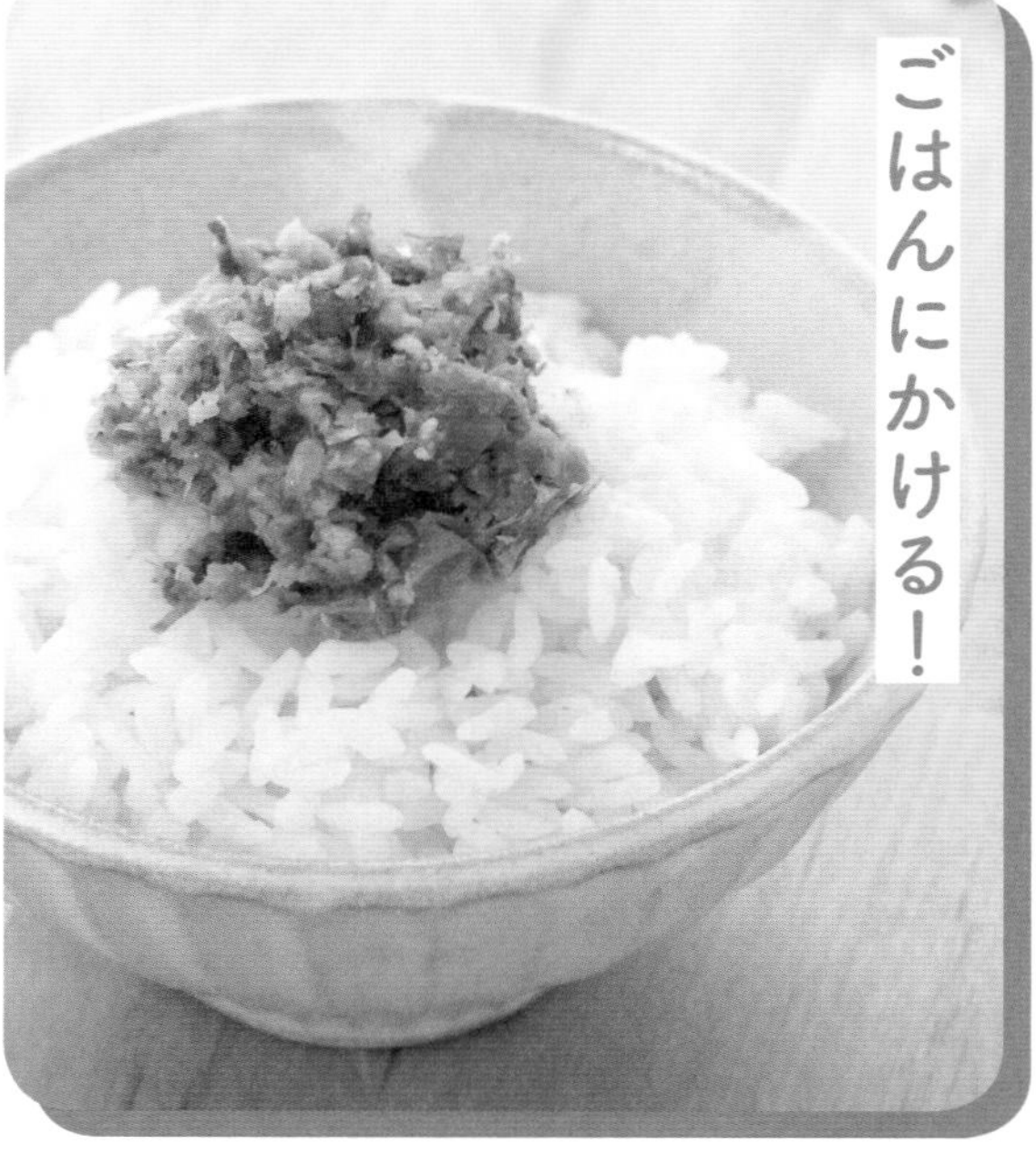
ごはんにかける！

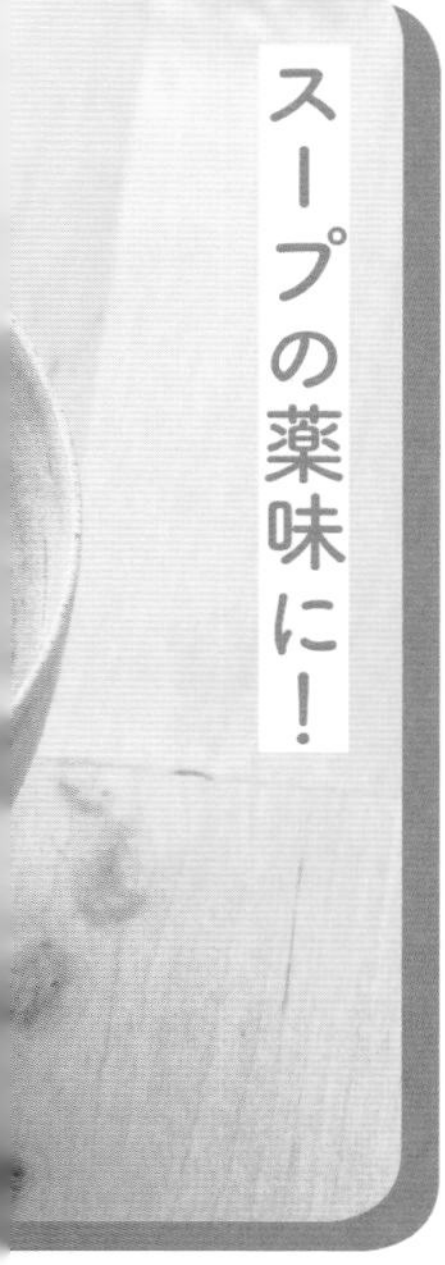
スープの薬味に！

※作り方は38ページから

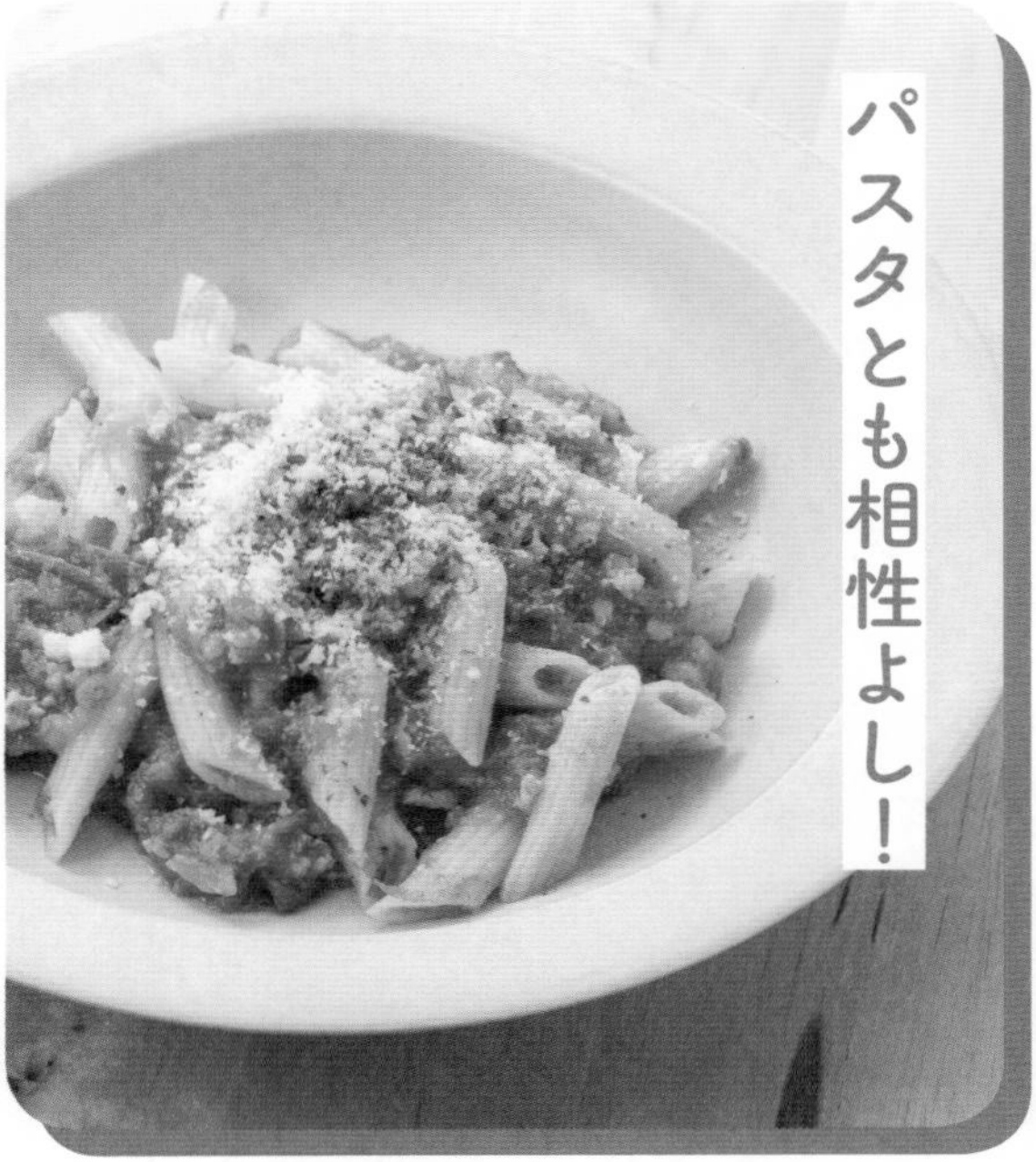
パスタとも相性よし!

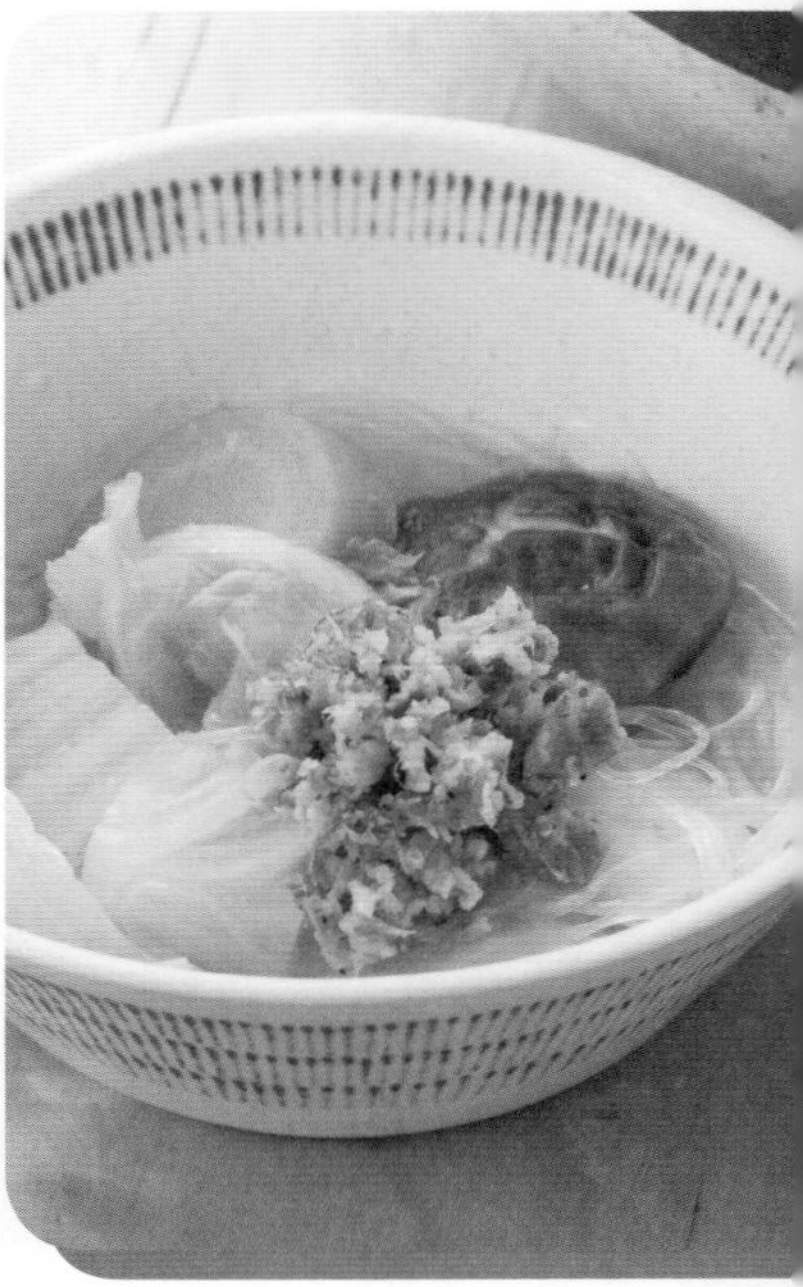

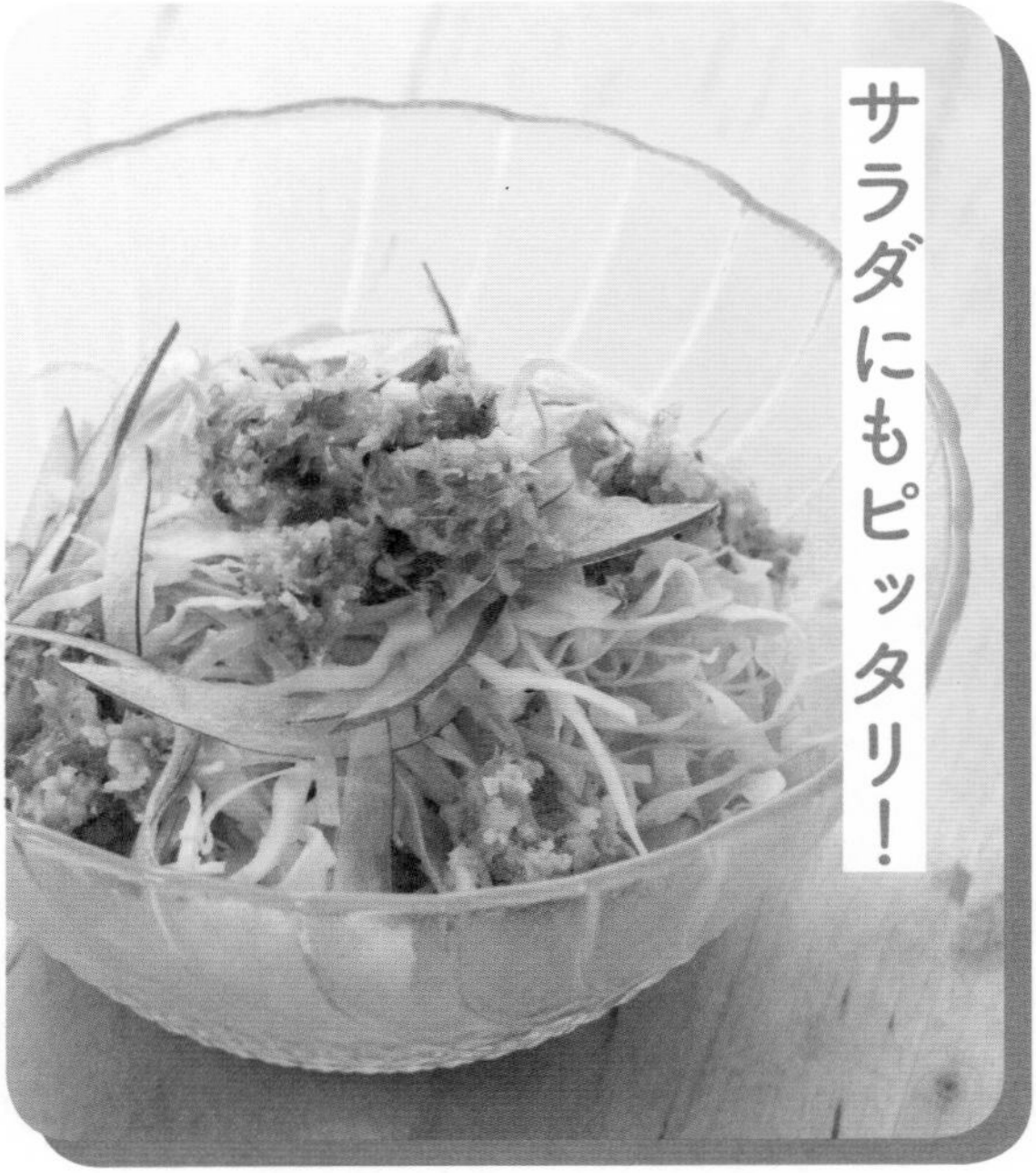
サラダにもピッタリ!

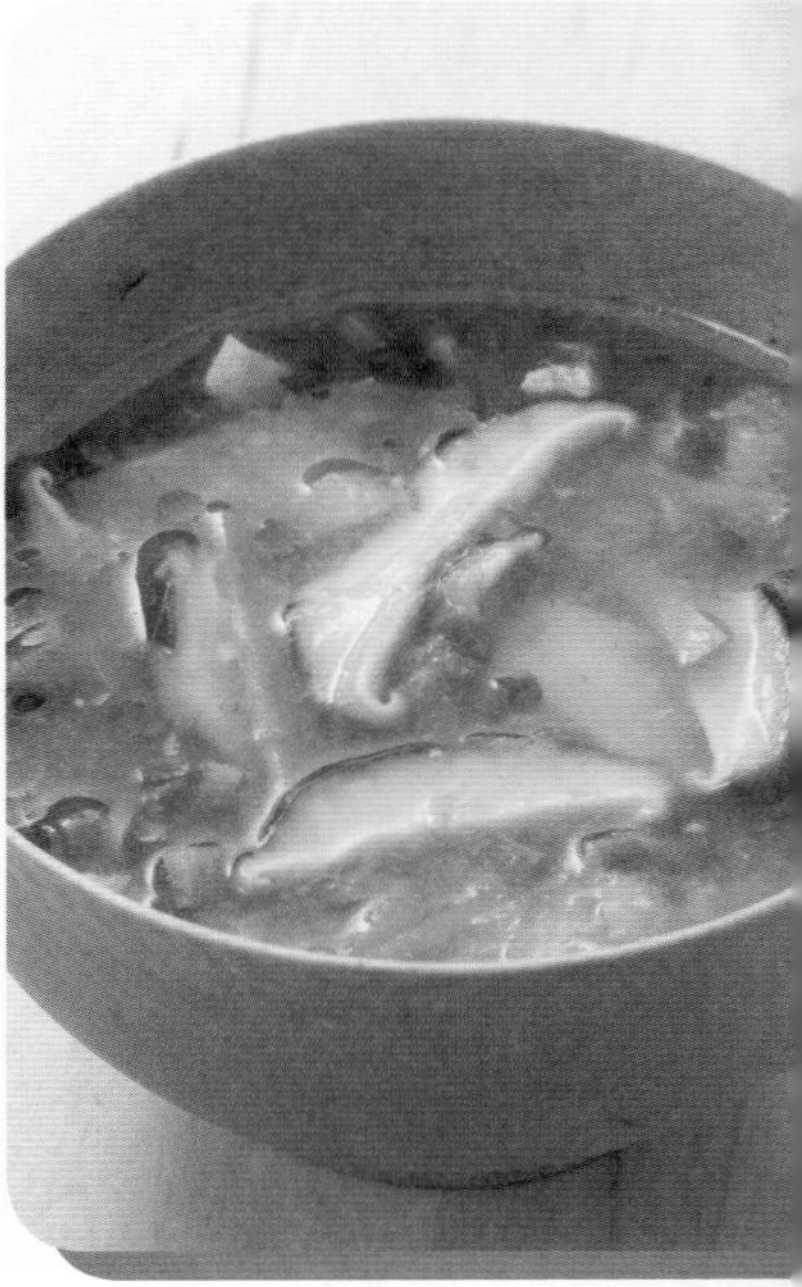

食材を徹底活用！「めっちゃウマだしがら」の作り方

［材料（小瓶1個分）］

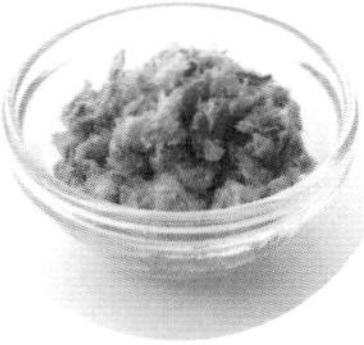

だしがら

1回分（約30～40g）

「万能 氷だし」を作ったあとに残るだしがらを利用します。１回につき約30～40 gがとれます。

＋

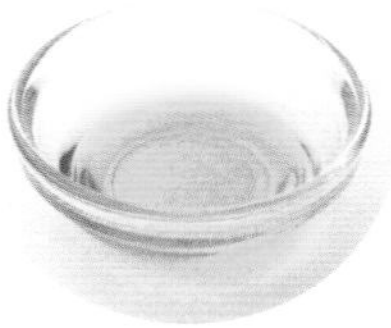

エキストラバージンオリーブオイル

大さじ1

なるべく新鮮なものを使いましょう。ごま油に替えて作るのもおすすめ。太白ではなく、色が濃く香り高い、焙煎ごま油がおすすめです。

＋

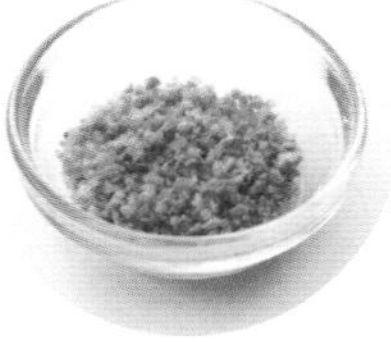

フライドガーリック

大さじ1

本書ではみじん切りタイプの市販品を使用。“ドライガーリック”ではないので注意。食塩が入っていないものを選びましょう。

＋

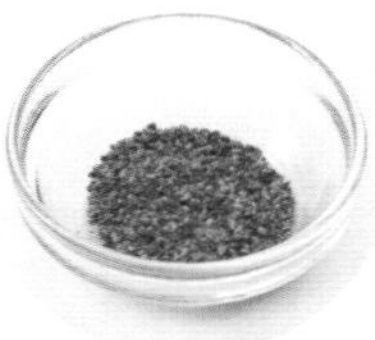

＋

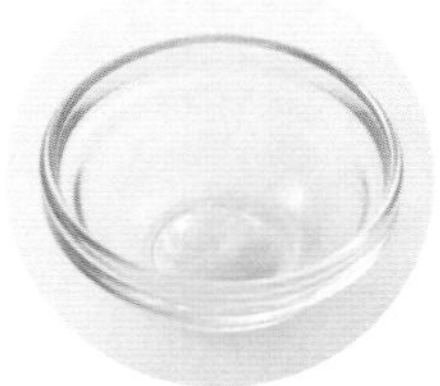

粗びきこしょう

小さじ1/4

塩

0.2g

親指と人差し指の２本で塩をつまむと、だいたい0.2gになるといわれています。

［作り方］

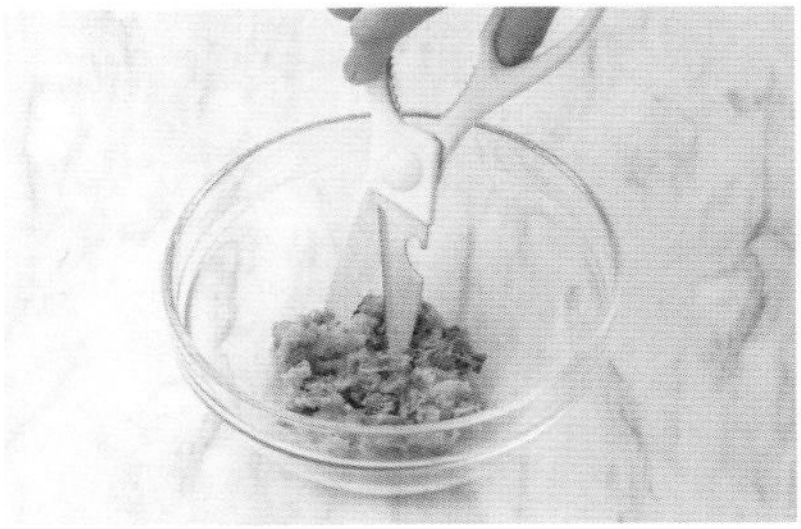

1 だしがらは包丁やキッチンばさみを使って細かく刻む。そうすることで味がなじみやすくなる。

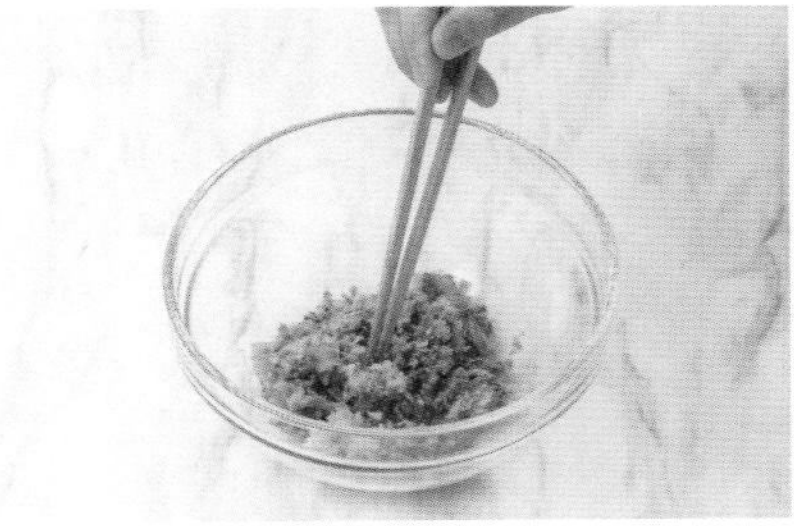

2 ボウルに塩以外の材料を入れ、箸でよくかき混ぜる。オリーブオイルを同量のごま油に変更すると、中華などに合わせやすい味になる。

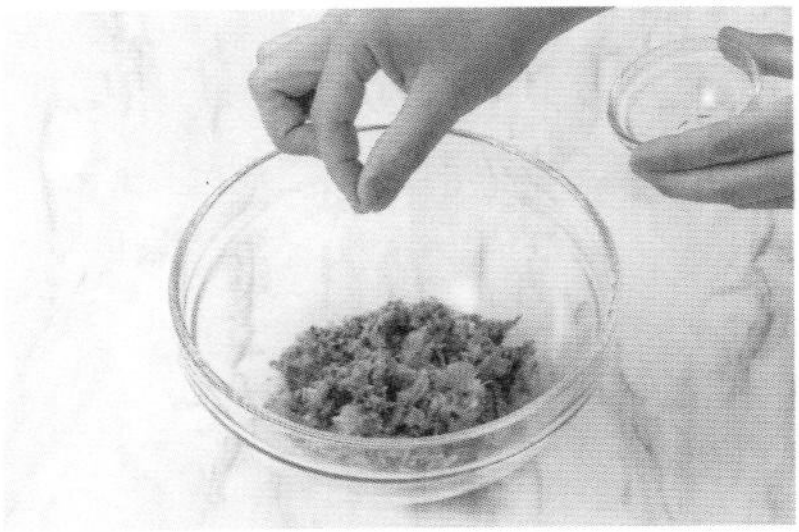

3 塩を加えて味をととのえる。より減塩を目指す場合は入れなくてもOK。十分おいしい仕上がりに。

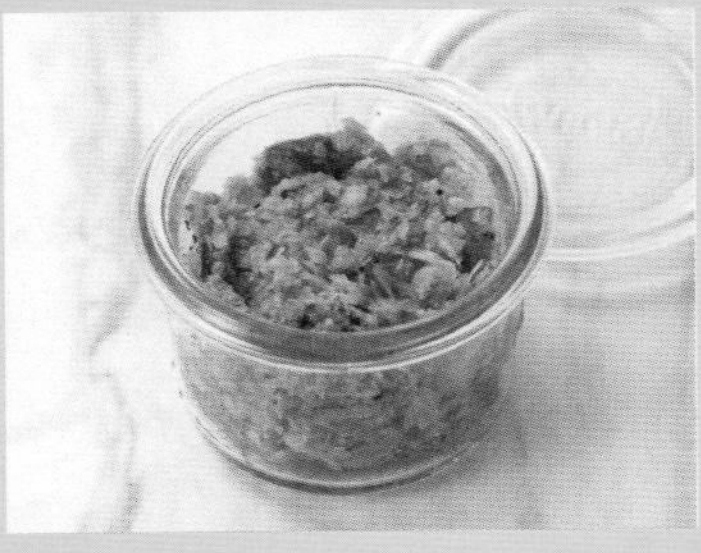

保存方法

煮沸消毒した瓶などに入れて保存。冷蔵庫で4～5日、冷凍庫で2週間保存できます。食事のときに卓上に置いて、減塩でも楽しめるちょい足し調味料としてふりかけましょう。食べる量が減って体重減少が気になる人のカロリー補給にも役立ちます。

Column

「万能　氷だし」に関するQ&A

Q 氷だしって、まとめて作れますか？

A ２倍または３倍量で作ってもOKです。風味を保つため、１カ月で使いきれる量にしましょう。量によって、鍋で煮詰まる水分量が変化するため、製氷皿に入れるときのできあがり量が変わりますが、塩分量は変化しないのでご安心を。

Q だしを作るときにかつお節をしぼるのは、ご法度では？

A 京料理などでは、だしの雑味で濁《にご》らせないためにしぼりません。「万能　氷だし」には、玉ねぎ、しょうが、酒かすが入っているため、雑味を打ち消してくれます。しっかりしぼることでむしろうま味が増すので、気兼ねなくしぼってください。

Q 酒かすが余ってしまうのですが、ほかに使いみちはありますか？

A アミノ酸がたっぷりの酒かすは、みそ汁やスープなどに入れるとコクがアップします。クリーム系の料理との相性もよく、チーズの代わりに使えます。冷凍保存が可能（約１年目安）ですので、ラップなどで小分けにしておくと便利です。

第2章

健康で長生きするために大切なこと

がんや循環器病、認知症を予防する食事法が
あらゆる研究から明らかになってきています。
賢く食べて、楽しい毎日を送りましょう。

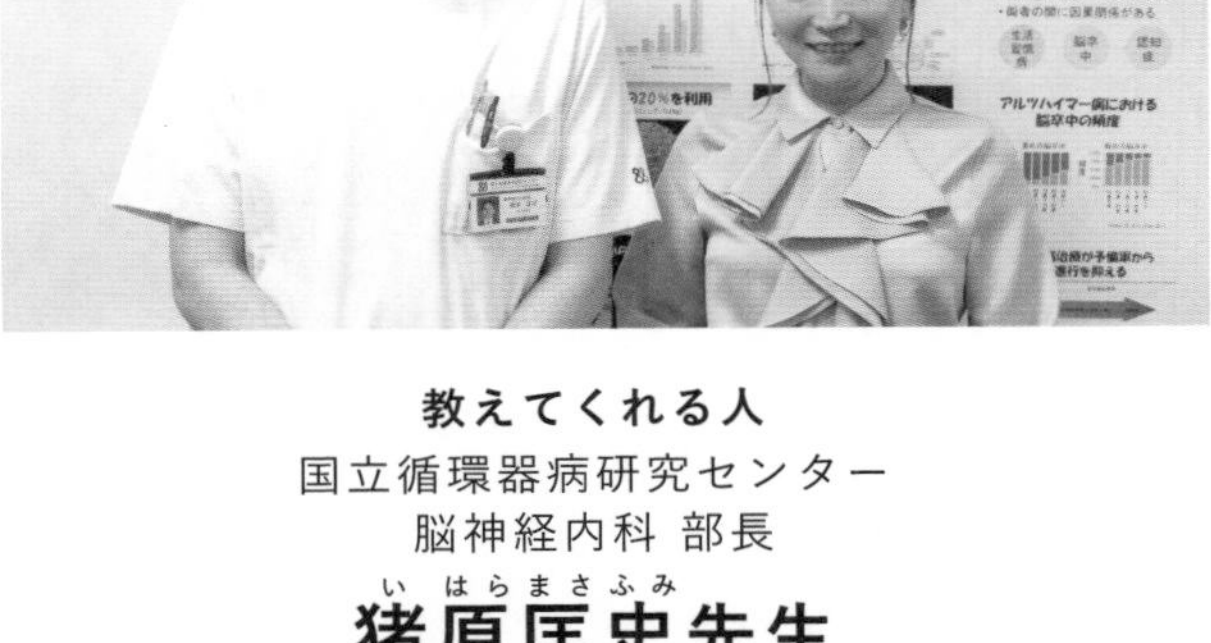

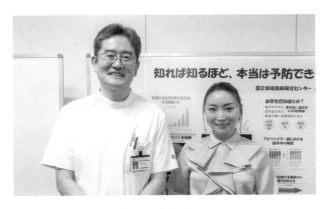

教えてくれる人
国立循環器病研究センター
脳神経内科 部長
猪《い》原《はら》匡《まさ》史《ふみ》先生

日本人の２大死因はがんと循環器病！循環器病予防に減塩が効果あり

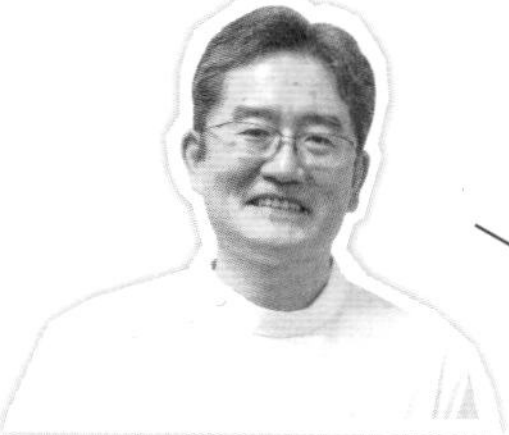
循環器病予防には減塩食です！

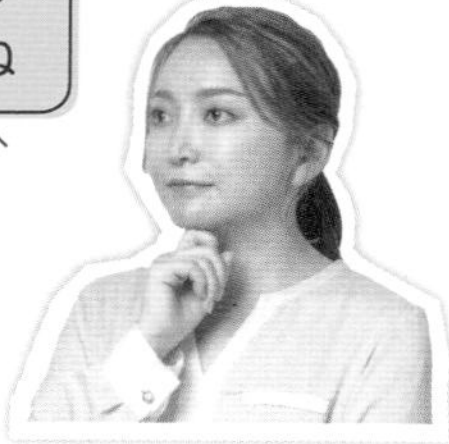
やっぱり塩分に気をつけなきゃいけないんですね

綾　菜　：日本人が高齢になってかかりやすい病気は何ですか？

猪原先生：日本人の死因の上位を見ればわかります。がんと循環器病です。

綾　菜　：循環器病ってどんな病気なのでしょうか？

猪原先生：体を巡る血管が、動脈硬化などにより細くなって詰まったりすることで、心臓や脳の働きが悪くなって起こる病気のことです。

綾　菜　：循環器病を予防するにはどうすればいいですか？

猪原先生：さまざまな循環器病がありますが、血管が傷むところから始まります。血管を傷める原因のひとつが塩分のとりすぎです。

綾　菜　：減塩食！　毎日作っています。

猪原先生：いいですね！　ぜひ減塩食を続けて、循環器病を予防してください。

［循環器病とは？］

全身に張り巡らされた血管が、動脈硬化などにより、細くなったり詰まったりすることで、心臓や脳の働きが悪くなり、引き起こされる病気のこと。

- 高血圧
- 心筋梗塞
- 大動脈解離
- 脳梗塞
- 心筋症
- 心房細動
- 心不全
- 脳出血

循環器病を防ぐポイントは減塩・減脂・禁煙

心臓や血管の病気である循環器病。予防法を専門の猪原先生に聞いてみました。

猪原先生　そもそも高齢になると、血管も老化して硬くなり、動脈硬化や高血圧になりやすいです。加えて食事に塩分が多いと高血圧のリスクはより高まり、脂質が多いと血中コレステロール値が上がるので血管に負担がかかります。

喫煙も血管を傷めますから、よくありません。

おすすめは、塩分、脂肪を減らした食事を規則正しくとることと、禁煙です。とくに塩分を控える減塩食は、ぜひとり入れてほしいと思います。

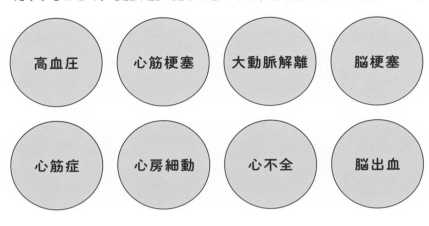

狭心症も大動脈解離も血管の問題だった

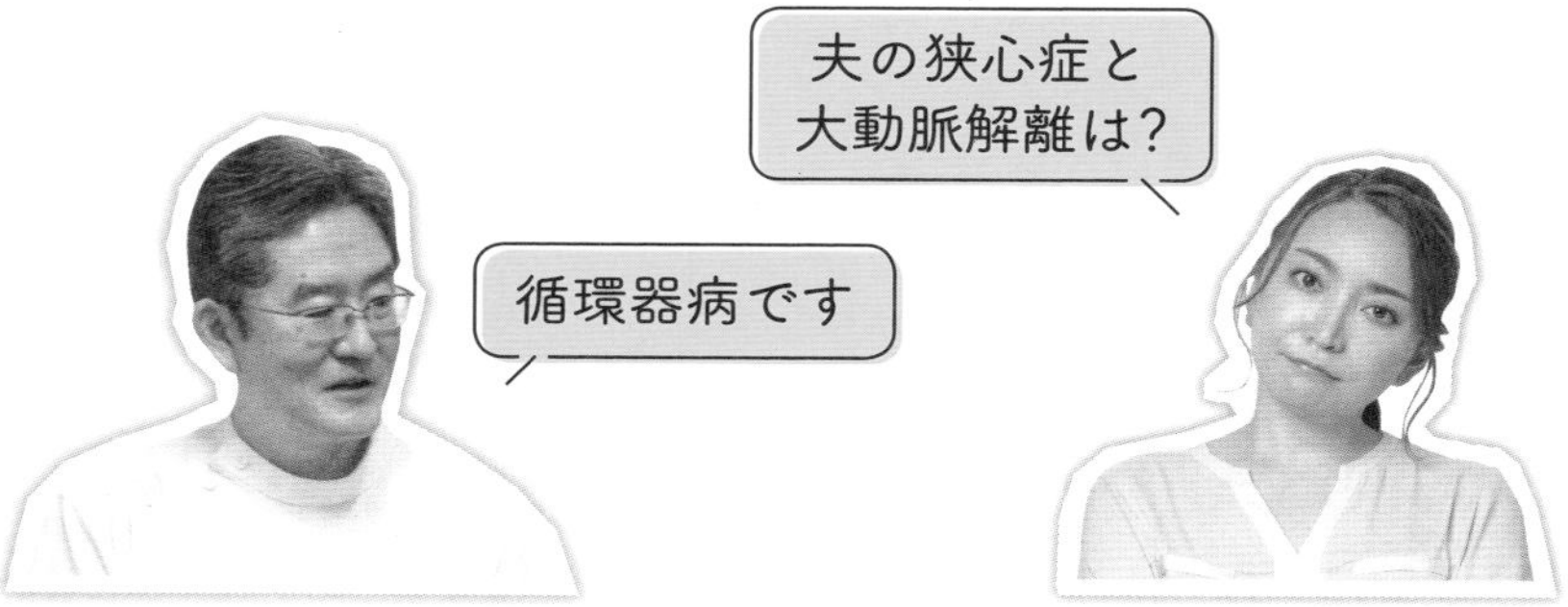

猪原先生：循環器病とひと口に言っても、いろいろな病気があります。

綾　菜　：前に夫が狭心症になったのですが、それは？

猪原先生：狭心症も循環器病のひとつです。心臓の血管が細くなって血の巡りが悪くなり、心臓の動きが悪くなる病気です。

綾　菜　：大動脈解離も経験しているのですが……それも循環器病ですか？

猪原先生：はい、そのとおりです。ご主人はタバコは吸いますか？

綾　菜　：吸いません。昔はお酒は飲んでいましたが、いまは飲みません。

猪原先生：お酒も少しならいいですが、飲みすぎはダメですね。1日3合を超えると循環器病のリスクが2倍以上に上がります。

綾　菜　：お酒のおつまみには塩気の多いものが合うので、それも気をつけないといけませんね。

日本食って本当に健康食？

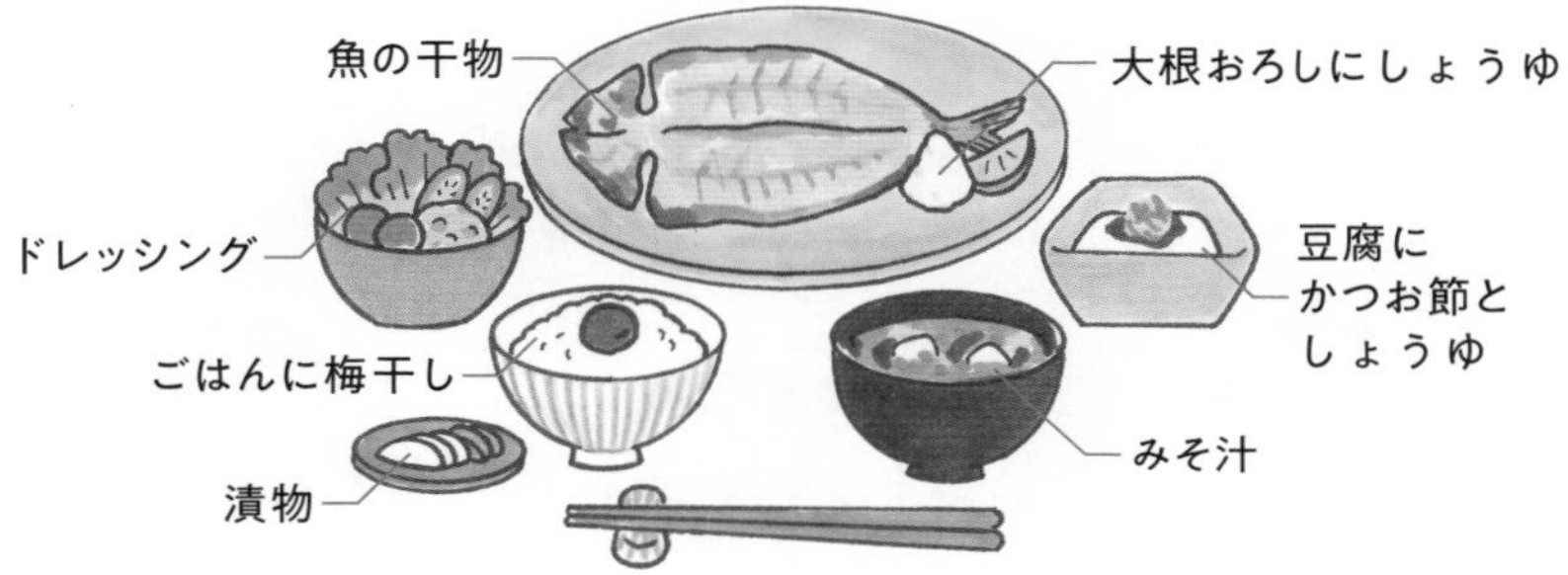
魚の干物
大根おろしにしょうゆ
ドレッシング
豆腐にかつお節としょうゆ
ごはんに梅干し
みそ汁
漬物

日本食は意外と塩分が多く、イラストの食事で塩分は約７gにもなります。理想は１食２g以下。そこまで落とすために、豆腐や大根おろしにはしょうゆをかけない、魚は干物ではなく生魚を焼いたものにするなど、減塩の工夫を。

お酒は3合を超えると循環器病リスクが2倍に！

お酒を飲む人は、どんなことに気をつければよいのか、猪原先生に聞いてみました。

猪原先生　お酒の飲みすぎは、やはりよくありません。毎日飲む人は、１日に日本酒１合が適量で、３合を超えると循環器病のリスクが２倍以上に跳ね上がります。ビールの場合は、アルコール度数が低いので、約３５０㎖くらいまでが適量だと思います。一緒に食べるおつまみも塩分が多いので、気をつけましょう。無塩ナッツや野菜スティックがおすすめです。飲んだ後につい食べたくなるカップ麺は、塩分が5gを超えることもあるので要注意です。

1日の塩分、WHOは5g、アメリカ心臓協会は3.8gまで

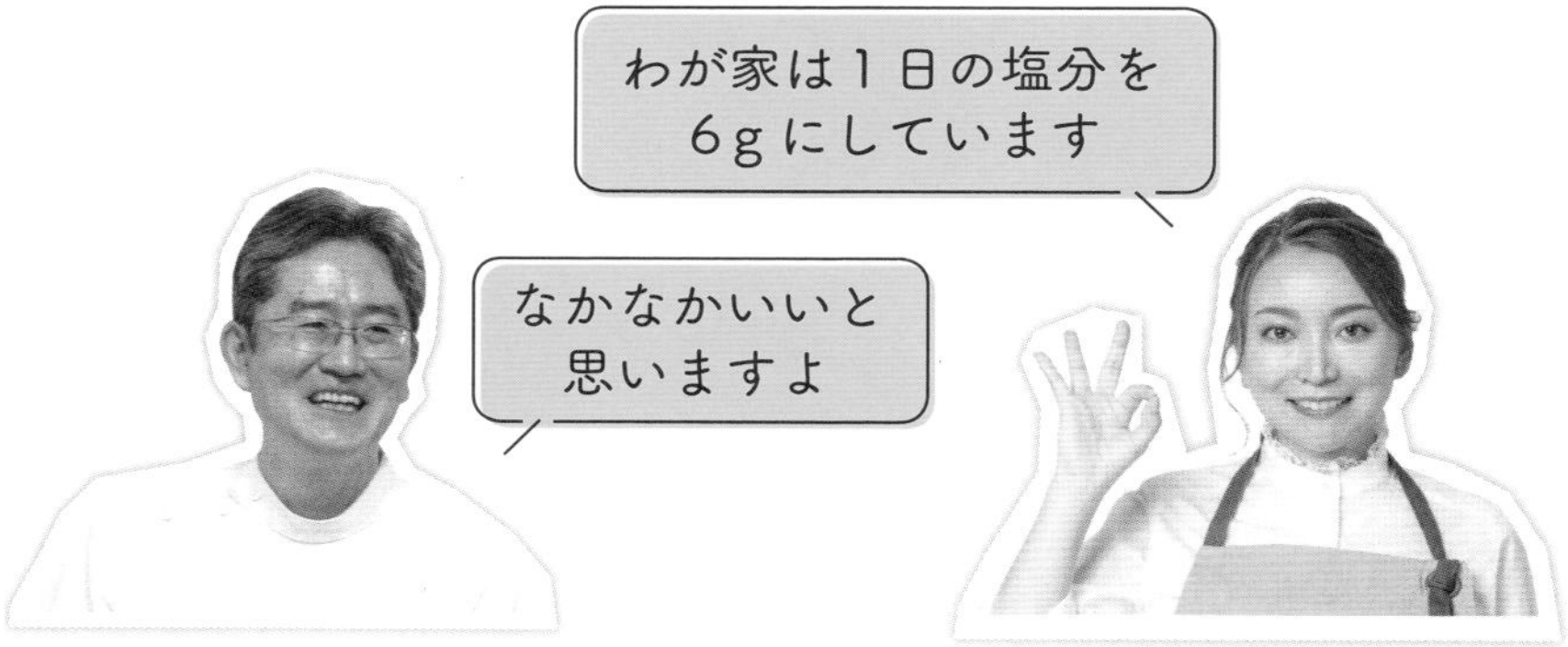

綾　菜：1日の塩分量は、どのくらいに抑えたらよいですか？

猪原先生：WHO（世界保健機関）では1日5g未満と言っています。アメリカ心臓協会では3.8g未満としており、これはかなり厳しい基準ですね。

綾　菜：え!?　カップラーメン1個も食べられないですね！

猪原先生：そうですね。朝食を和食でとると、塩分はおそらく7gほどなので、相当難しいことがわかると思います。

綾　菜：我が家では1日6gにしようとがんばっています。

猪原先生：6gでもいい方だと思います。

綾　菜：でも、もっと下げた方がいいですか？

猪原先生：3.8gにすれば、循環器病をかなり予防できるということです。

日本人は塩分の過剰摂取

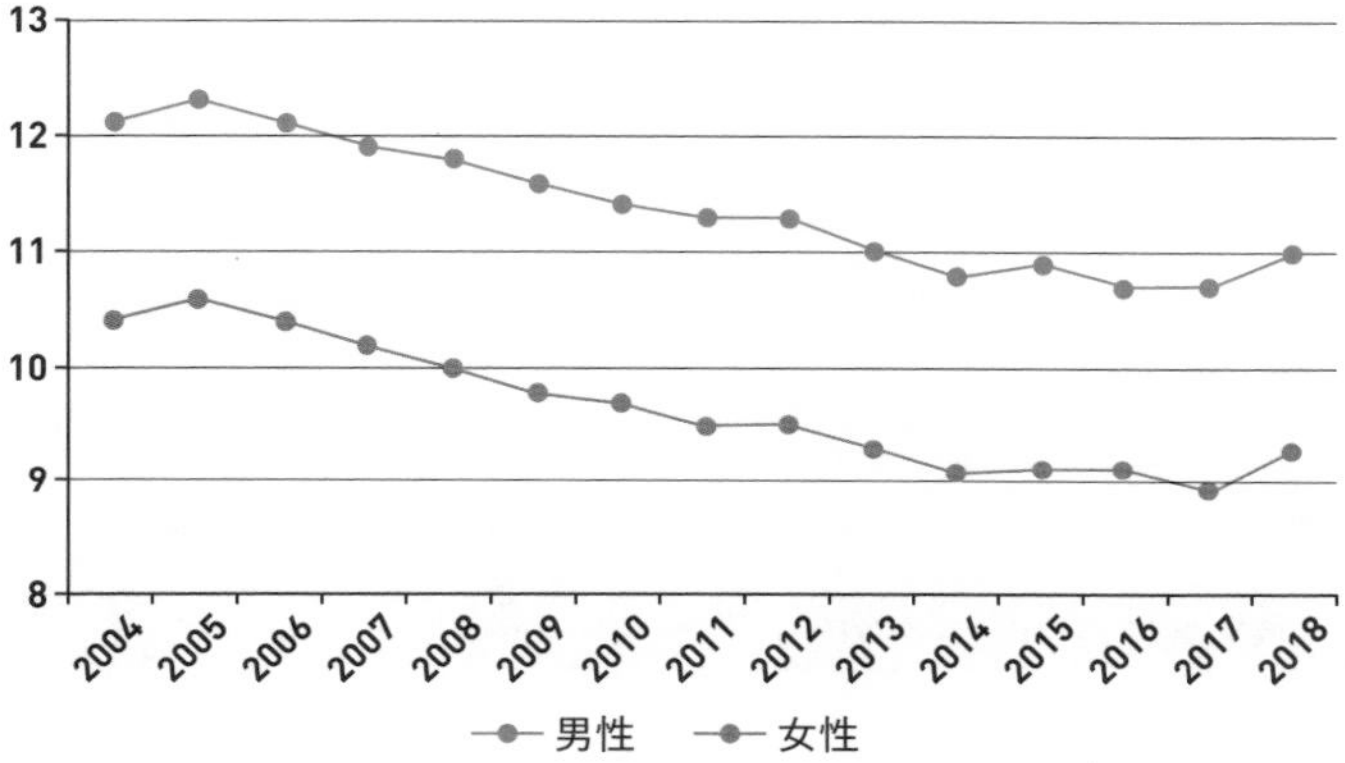

日本人食塩摂取量は、2005年をピークに下降傾向にはありますが、依然として1日10g程度摂取しているという調査結果に。５～６gを目指すだけでも十分減塩にはなります。（出典：厚生労働省「国民健康・栄養調査」2014・2018年版）

納豆についているだしじょうゆの塩分にも気をつけよう

姪っ子に勧められて納豆にハマった夫。健康のためにもと思って、毎日のように食べています。それを聞いた猪原先生から、アドバイスがありました。

猪原先生　納豆についている、だしじょうゆは使いますか？　表示の義務がないため、見落としがちなのですが、実は塩分が多いのです。約1gほど入っているかと思います。納豆自体は健康のためになるので食べてほしいのですが、だしじょうゆの塩分に気をつける必要があります。かける量を減らすか、もしくは塩分が含まれない調味料、七味を使うなどしてみましょう。

野菜をとると塩分の吸収率を下げられる

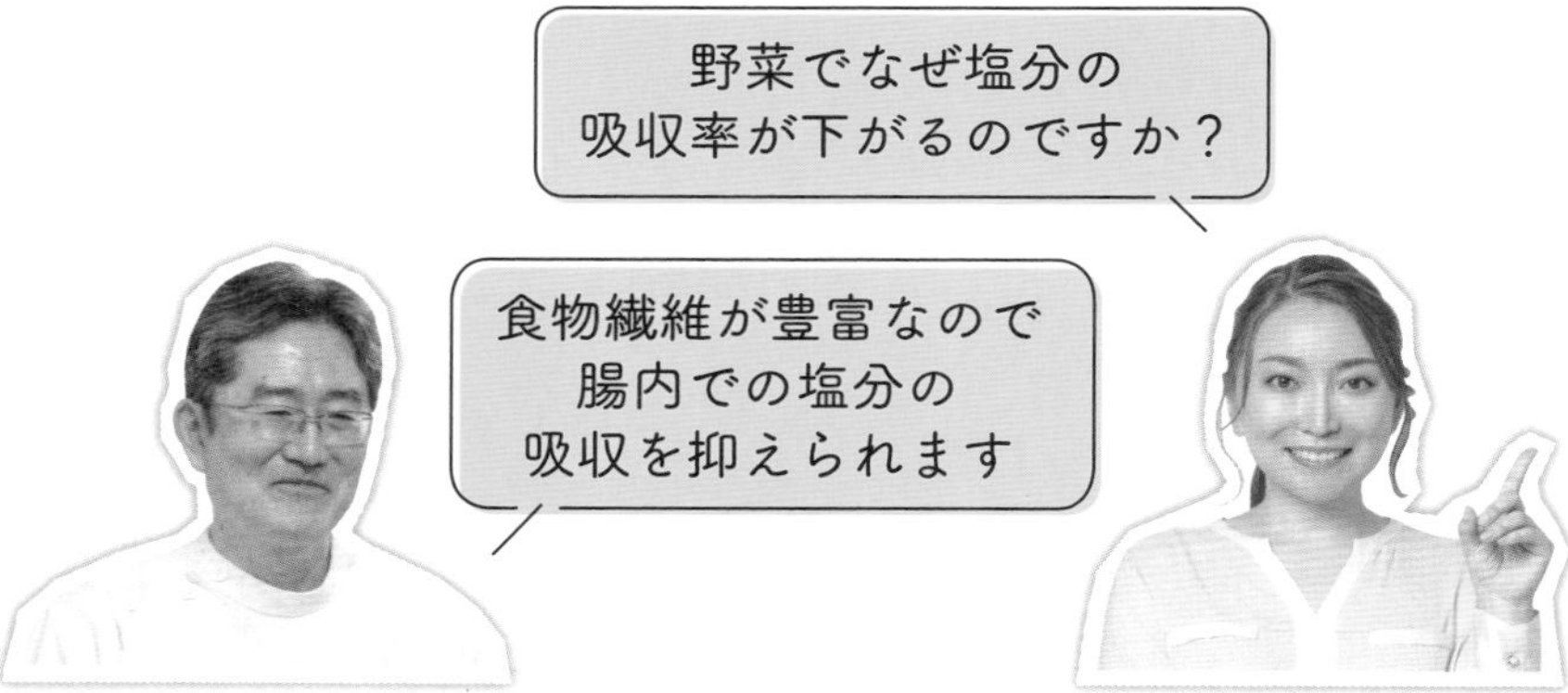
野菜でなぜ塩分の吸収率が下がるのですか？
食物繊維が豊富なので腸内での塩分の吸収を抑えられます

猪原先生：塩分をとっても、吸収を抑えるという方法もありますよ。

綾　菜　：そんなことができるのですね！　でも、どうやって？

猪原先生：野菜をたくさん食べることです。

綾　菜　：野菜ですか！

猪原先生：野菜は食物繊維を多く含んでいますよね。腸で吸収される塩分を、野菜の食物繊維が抑えてくれるのです。

綾　菜　：なるほど、食物繊維はお腹にいいだけじゃないんですね。

猪原先生：緑黄色野菜、淡色野菜の両方をとってください。

綾　菜　：夫はあまり野菜が好きじゃないですけれど、塩分吸収が抑えられるなら、食べてもらえるようにがんばります。

腎臓が悪い人は野菜や果物のカリウムに注意！

塩分の吸収を抑えるためにも、野菜は積極的にとりたい食材とわかりました。

でもひとつ気になることが。それは野菜に含まれるカリウムです。

夫は腎臓が悪いので、医師からカリウムと塩分を控えるように言われているのです。夫は野菜よりも果物が好きで、春はいちごを１日１パックも食べます。果物にはカリウムが多いので、よくないのでしょうか。

猪原先生　腎臓が悪い人は、不要なカリウムを排出しにくいので、とりすぎには注意が必要です。でも、尿検査でクレアチニン値が３～４あたりで安定しているなら、それほど気にしなくても大丈夫です。

腎臓が悪くない人は、カリウムをとることが減塩につながるので、進んで食べてほしいですね。カリウムには利尿作用があり、過剰なナトリウムを排出させる性質があるからです。

ですから、同じナトリウムを含むにしても、精製塩ではなく、ミネラルが多い海の塩や岩塩を使うようおすすめしています。

加藤さんの場合はやはり腎臓のことを思って、カリウムの多いバナナやキウイ、じゃがいもやアボカドは避けた方がいいでしょう。

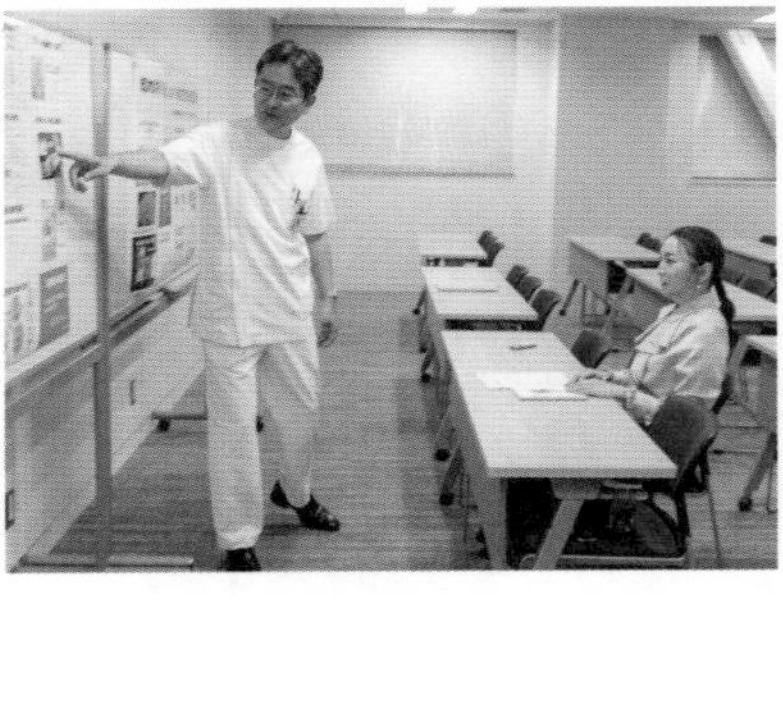

アルツハイマー病の発症率が 53%低下した食事法「マインド食」

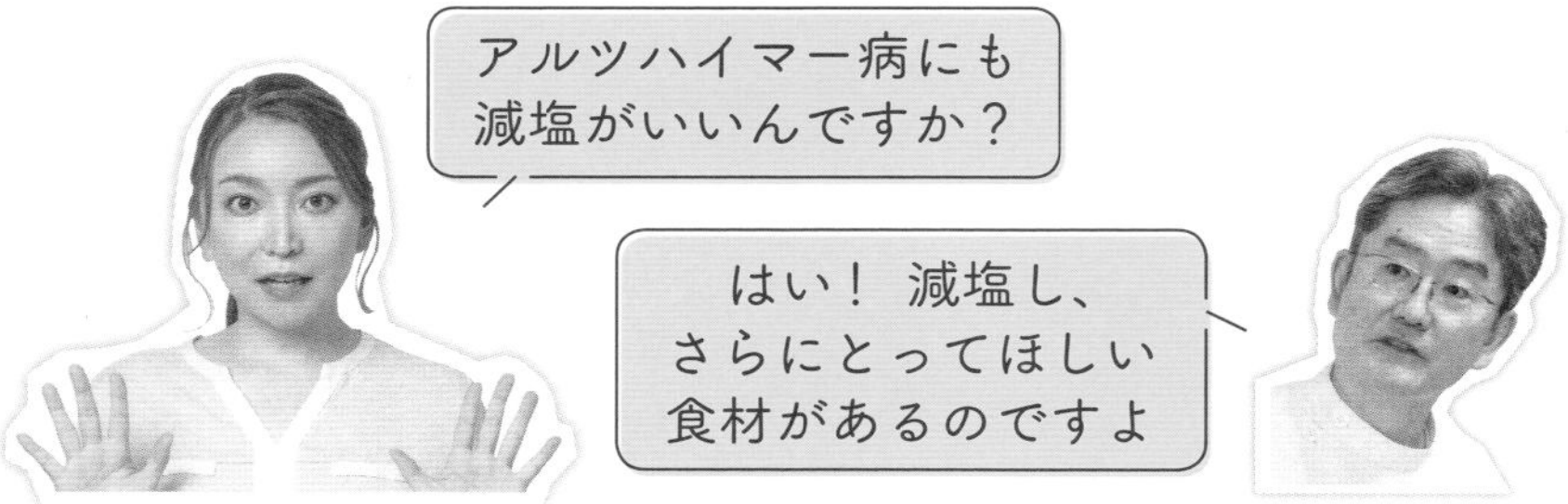
アルツハイマー病にも減塩がいいんですか？
はい！ 減塩し、さらにとってほしい食材があるのですよ

猪原先生：減塩食に、「マインド食」という認知症予防の食事法を組み合わせると、理想的な食事になります。

綾　菜　：（P52 の食材リストを見て）「マインド食」の 8 項目くらいはクリアしています。私は玄米ですが、夫は玄米が嫌いなので彼は 7 項目。

猪原先生：ナッツ類、豆類を食べられたら 9 点になります。もっと認知症を予防できますよ。

綾　菜　：玄米入りのパンでもいいですか？

猪原先生：いいですよ。全部守らなくてもいいですが、なんとこの食事法でアルツハイマー病が 53%も低下したという報告があるのです！

綾　菜　：それはすごいですね！　アルツハイマー病にはマインド食だけではなくて、減塩も有効なのでしょうか？

猪原先生：そうなんです！　アルツハイマー病は脳の神経細胞が急速に減ることで起きる認知症ですが、発症してからも生活習慣病の予防が重要になるため、減塩も大切なのです。

認知症にＯＫとＮＧの食材を知ってゆるやかでも続けたい

認知症予防のために改善すべき生活習慣は、運動、睡眠、禁煙などありますが、「効果が最も大きいと考えられるのは食事です」と猪原先生。

猪原先生　認知症予防の食事法「マインド食」をゆるく実行しても、一定の予防効果があるという実験データもあります。食べるべき食材と、避けるべき食材を頭に入れておいて、完璧でなくてもいいので、続けることが大事です。

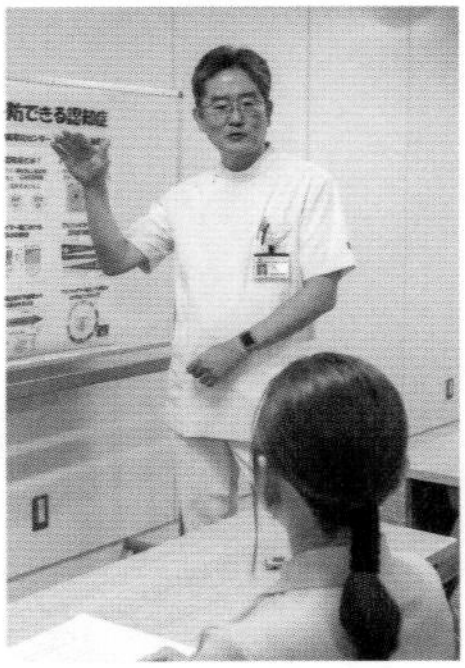

ダンスや楽器演奏も認知症リスクを下げる

食事の次に有効な認知症予防法は何でしょう。

猪原先生　デュアルタスクやマルチタスクが効果的です。これは、同時に複数のことを行うことを指します。たとえば、頭と体を動かすダンス。手と足が別の動きをする振りつけだと脳が刺激されて、もっといいですね。楽器の演奏も結構ですよ。手と足、あるいは左右の手が同時に違う動きをするので、効果が高い。単なる散歩程度では、残念ながら不十分ですね。

楽しみながらできる趣味になるといいですね。

認知症を予防する食事法「マインド食」
積極的に食べたい食材10

緑黄色野菜

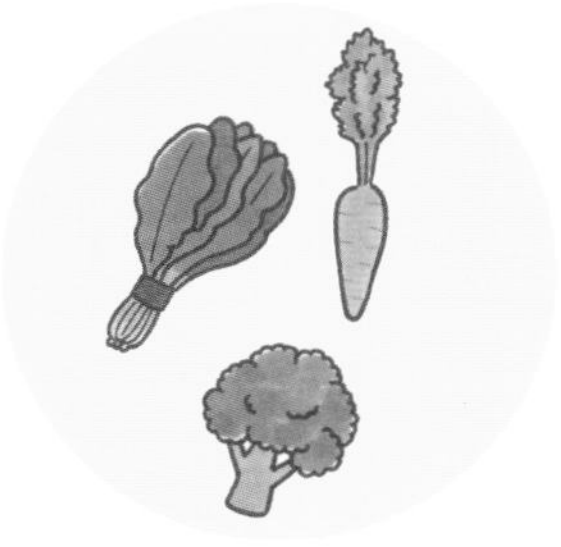

週6日以上

淡色野菜

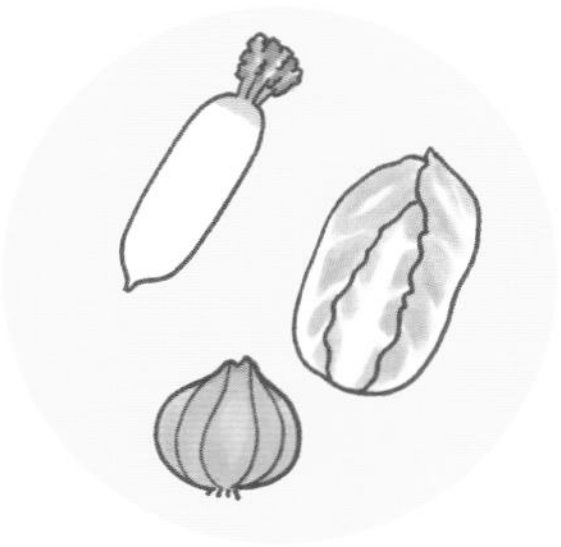

1日1回以上

ナッツ類

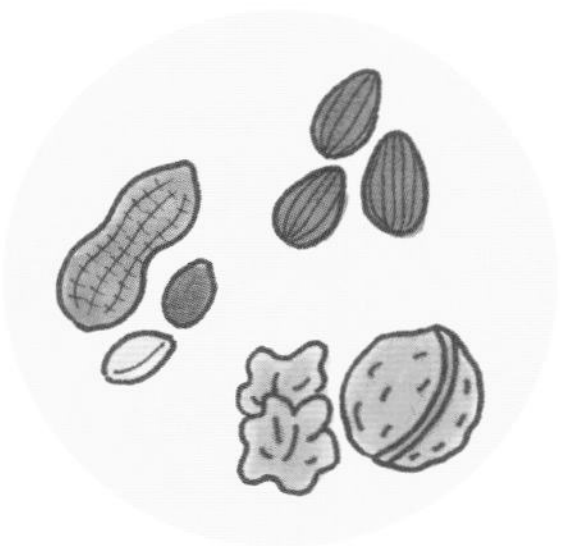

週5回以上

ベリー類

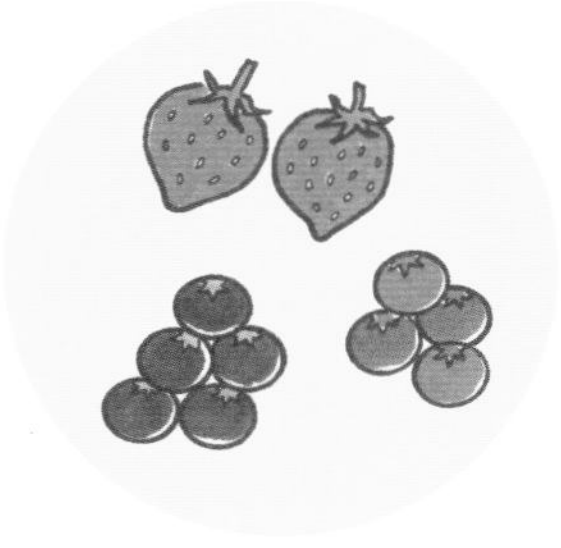

週2回以上

豆類

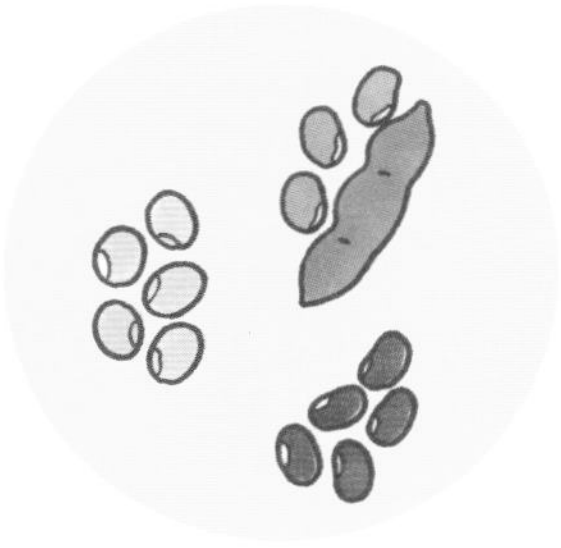

週3回以上

全粒穀物

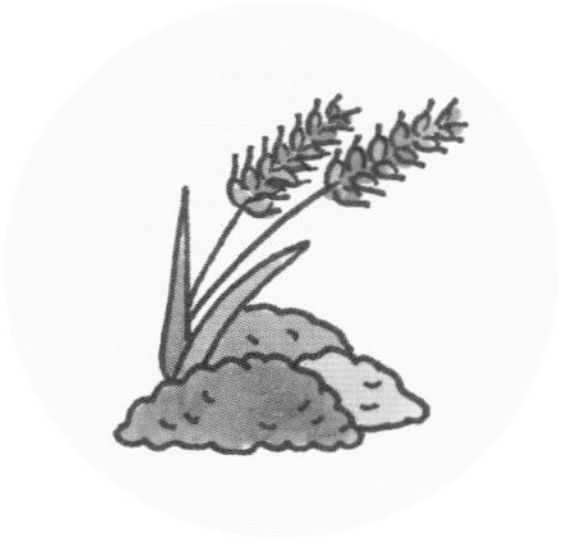

1日に3回以上

魚

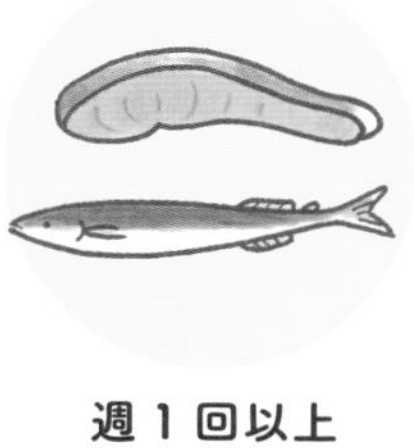

週1回以上
なるべく多く

鶏肉

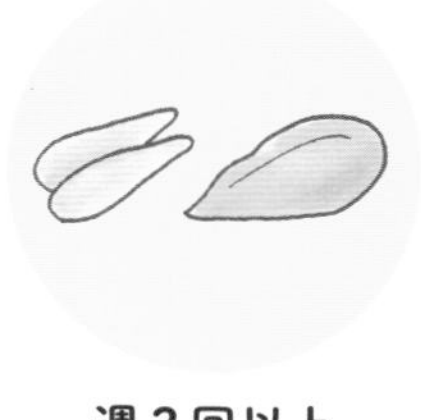

週2回以上

オリーブオイル

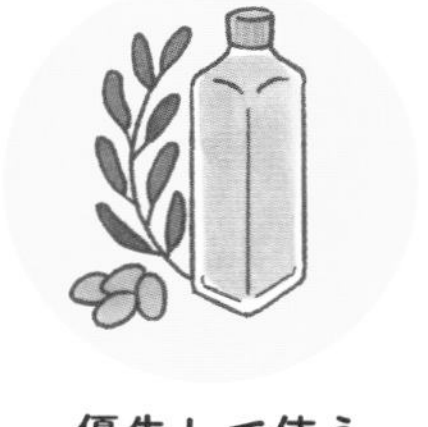

優先して使う

ワイン

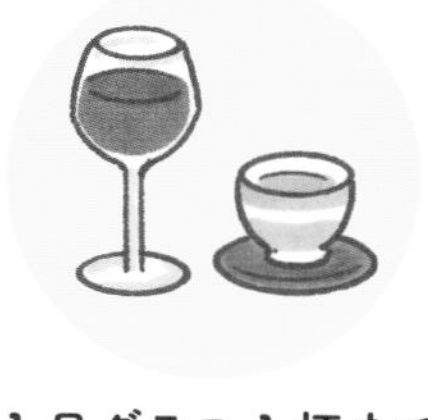

1日グラス1杯まで
※緑茶でも可

認知症を予防する食事法「マインド食」

できるだけ避けたい食材5

バター

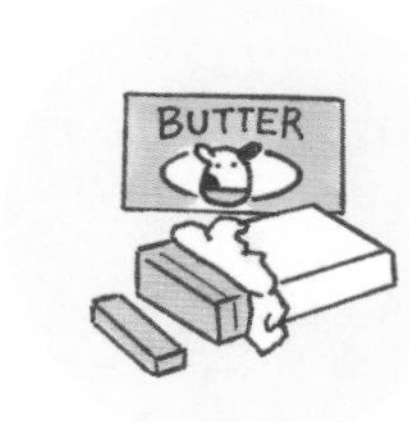

なるべく少なく

チーズ

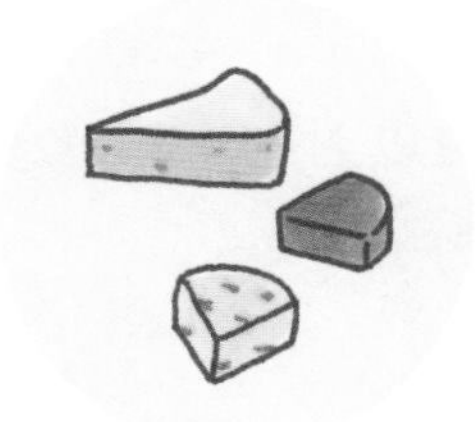

週1回以下

ファストフード

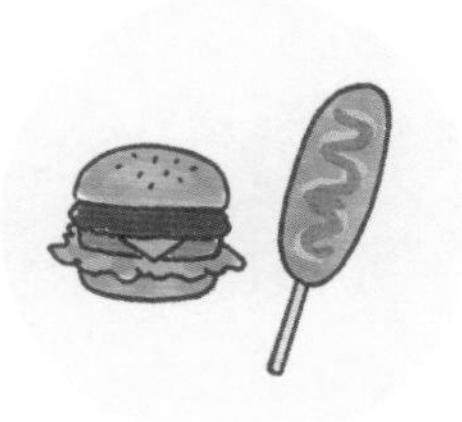

週1回以下

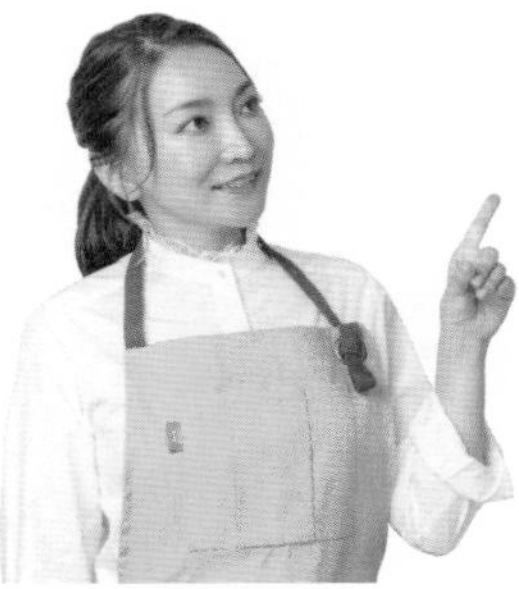

赤身の肉

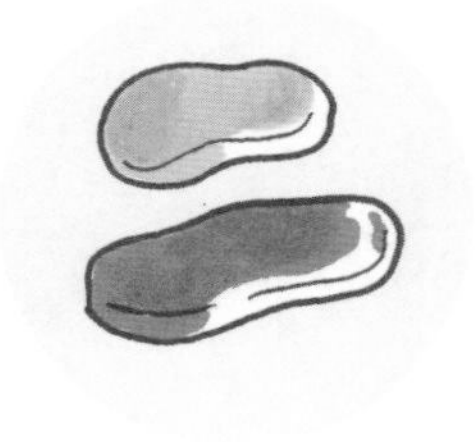

週4回以下

お菓子

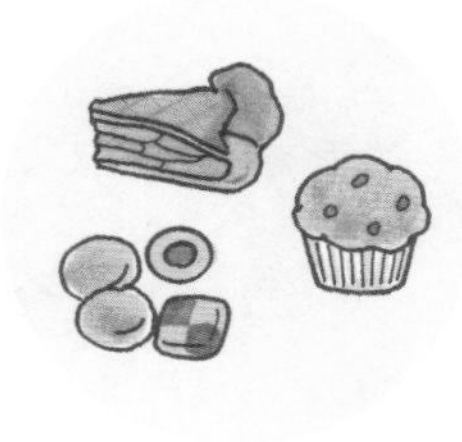

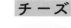

週5回以下
※和菓子がベター

認知症と生活習慣病を予防する食事「マインド食」

猪原先生　認知症には、脳のアミロイドβというたんぱく質の老廃物がたまることで起こる「アルツハイマー病」や、脳の血管が詰まる「脳梗塞」に付随して起きる血管性認知症があります。

どちらの認知症に対しても、減塩食を中心とした生活習慣の改善が、予防につながる可能性が高いとされています。

「マインド食」は、認知症を予防する食事法として、アメリカの大学によって提唱されたメソッドです。生活に取り入れやすく、無理なく続けられる認知症予防法として、注目が集まっています。

正しい食事チェックリスト

下の項目で、あなたにあてはまるものをチェックしてください。

□ 緑黄色野菜を週に6日以上食べている

□ 淡色野菜を1日1回以上食べている

□ くるみやアーモンドなどのナッツ類を、週に5回以上食べている

□ いちごやブルーベリーなどのベリー類を、週2回以上食べている

□ 大豆や小豆などの豆類を、週3回以上食べている

□ 玄米やオートミールなどの全粒穀物を1日に3回以上食べている

□ 魚を週1回以上食べている

□ 鶏肉を週2回以上食べている

□ 油はオリーブオイルを優先して使っている

□ ワインまたは緑茶を、1日にグラス1杯飲んでいる

チェックした項目を1つ1点として計算します。

1～4点

必要な食材がとれていないようです。P52を参考にして食べる食材を増やしましょう。

5～8点

合格ラインですが、食事を見直して10点に近づけましょう。

9～10点

すばらしい食生活です。P53の避けたい食材に気をつけて、今の食事を続けましょう。

※現在治療中の病気があり、主治医がいる場合には、よく相談して食材を決めてください。

夫は7項目をクリア！
10点を目指してがんばります

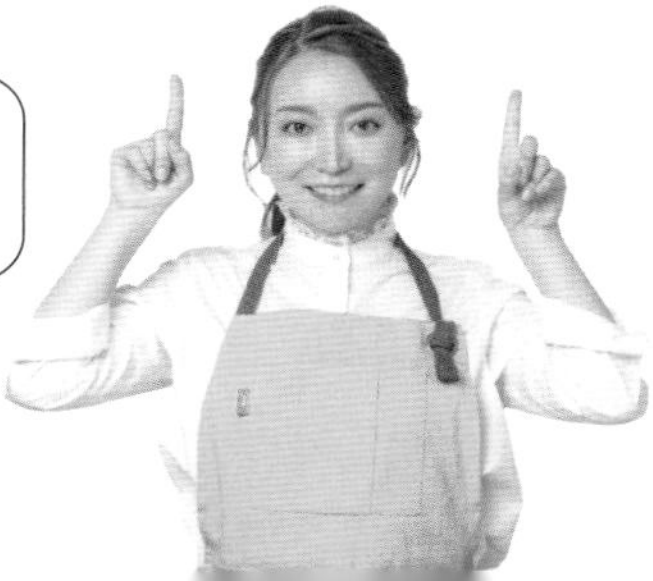

第3章

おいしい
健康食を作る
ちょっとしたヒント

料理をするとき、調味料を使うとき、
そこにも減塩のチャンスはあるのです。
ひと工夫でおいしい健康食に変えましょう。

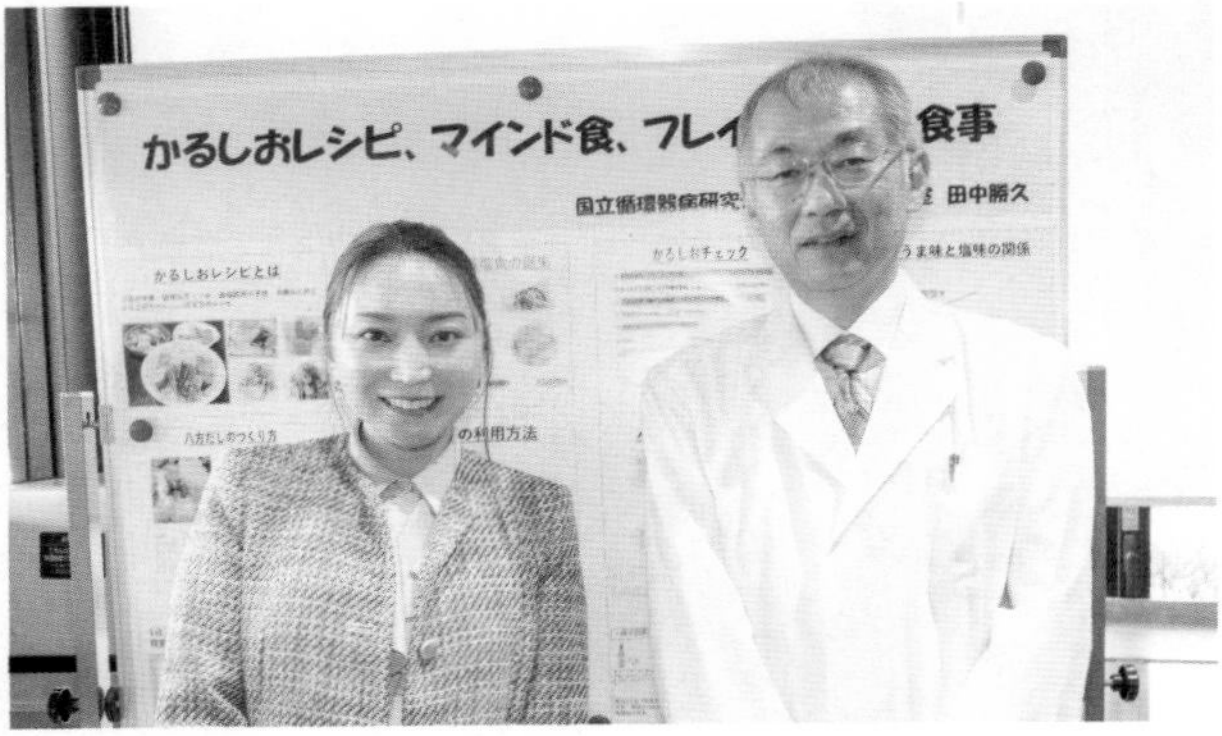

教えてくれる人
国立循環器病研究センター
栄養管理室 室長
田《た》中《なか》勝《かつ》久《ひさ》先生

だしをしっかりきかせると少ない塩でもおいしい味に

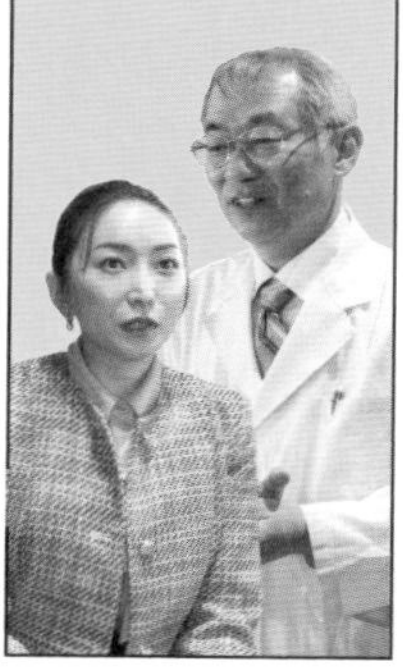

私は減塩料理といえば、普通のレシピからただ調味料を減らして作るものだと思っていました。当然ですが、それだと味が薄いので、私も夫もあまり食がすすまないことが悩みでした。

そこで、国循の栄養管理室の田中勝久先生に、単なる減塩食とは違う「かるしおレシピ」について教えていただきました。田中先生は国循の栄養管理室に在籍し、循環器病の患者さんの治療や予防のための食事指導を行っています。

田中先生　国循の「かるしおレシピ」は、ただ単に味が薄いという減塩食ではありません。しっかりとだしをきかせて、必要な塩分だけを使うことで素材の味を引き出しておいしく仕上げるレシピです。病院でも採用している食事で、見た目でも食事が楽しくなるように、色とりどりの野菜をたくさん使います。

塩分を減らしているのに、だしをきかせただけで、なぜおいしく感じるのでしょうか？

田中先生　実は私たちの塩の感じ方は、意外といい加減なところがあります。一般的には塩水0・8%の濃度がおいしく感じるとされます。そこから0・5%まで塩を減らすと、水くささを感じます。これが、ただ調味料を減らした減塩食と同じ状態です。でも、ここにだしをしっかりときかせると、塩分が0・5%でも、なぜか塩味がついているように錯覚しておいしく感じるのです。

みそ汁で考えると濃いだしで作ると、みそを減らしてもおいしく感じます。田中先生によると、煮物などのほかのおかずの塩分濃度も、みそ汁と同じくらいに味付けする家庭が多いとのことです。食事全体で計算すると、1日の塩分摂取量が10gほどになってしまい、かなりオーバーします。これまで、だしはかつお節と昆布を使ってとっていました。ちゃんとだしのうま味が出せていないのか、薄く感じます。何に気をつけてだしをとればいいのか、田中先生に聞いてみました。

田中先生　病院では、かつお節のみのだしをとっていて、水1・8ℓに対して、かつお節を10gほど使います。もしかすると、加藤さんのだしは、かつお節の量が少ないのかもしれませんね。あとは、分厚い削り節だと、だしが出にくく、煮出す必要があるので、ふわふわの薄いかつお節を使うことをおすすめします。

うま味の強い、濃いだしをとるコツがわかりました！　さっそく、試してみようと思います。

塩としょうゆは最後に追いがけ。風味を感じて満足感あり

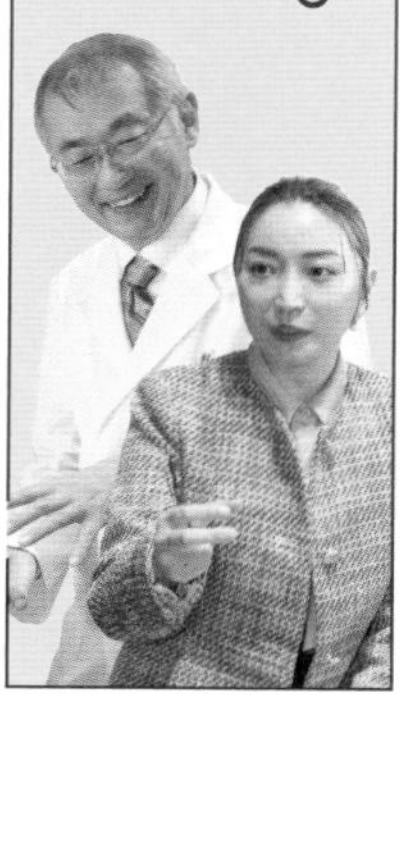

私にはひとつ悩みがあります。どんなに工夫して減塩料理を作ったとしても、夫はひと口食べたらすぐに、しょうゆを足してしまうのです。テレビ番組で密着取材していただいたときに、そのシーンが映ったので、ご存じの方もいらっしゃるかもしれません。

長年濃い味で過ごしてきたのですから、味を足したくなる気持ちもわからなくはないのですが、体のことを考えると、やはり塩分は制限したいと思うのです。追いがけしたいという欲も満たしてあげつつ、減塩でおいしく食べてもらう方法はないかと模索しています。田中先生は、そんな私の悩みにアドバイスをくださいました。

田中先生　しょうゆがお好きなのであれば、ご主人が追いがけする分を計算に入れて料理するといいと思います。たとえば、煮物を作るとして、綾菜さんが味付けするときにしょうゆは少なめにします。しょうゆは加熱すると、香りが飛んでしまうので、仕上げに残りのしょうゆをかけることで、味の存在感が出るはずです。あらかじめ使う分だけとり分けておけば、かけすぎることもありません。

なるほど！　この方法ならば、追いがけしたいという本人の希望も叶えられて、しょうゆの使用量も少なくてすみますね。何より、自分で味を足したという達成感で、意外と満足してくれるかもしれません。塩でも同じことが言えると思います。塩の方が、最後にかけると粒が残るため、塩味を感じながら食べることができますね。

田中先生　私たちの舌は、直接塩が触れるとしょっぱく感じます。ポテトチップスと食パンを比べてみましょう。きっとポテトチップスの方が塩分が高いと感じる人が多いと思います。でも、食パンの方が塩分は高いのです。生地にねり込まれた塩は、塩味を感じにくいということです。食パンには砂糖が入っていることが多く、それもひとつの理由です。

　これには、驚きました。私たちの舌は塩味には鈍いところがあるようです。ほかの味が混ざると塩味を感じにくかったり、直接舌に触れると塩味を強く感じるということです。裏を返せば、薄い塩味にも舌は慣れていくということだと思うので、減塩生活、がんばって続けようと思います。

お酢やスパイス、柑橘類・香味野菜を味方にしよう

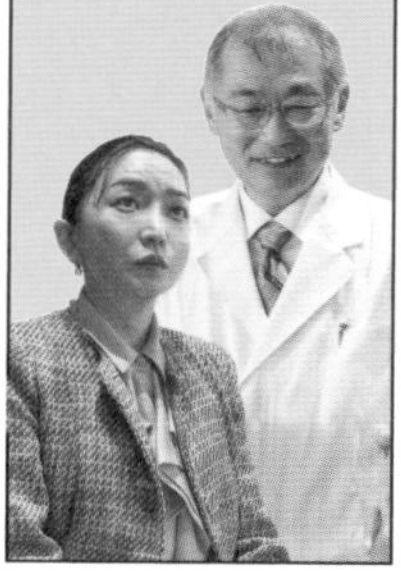

塩やしょうゆの追いがけを教えていただきましたが、味に飽きないようにほかによい方法がないか、田中先生に質問してみました。

田中先生　まず、だしの種類ですが、かつお節だけではなくて、いりこや干ししいたけなどにするのもいいですね。基本的には、好きな素材を使っておいしく食べられるだしを作るのがいいと思っています。ただし、昆布はナトリウムが結構多いので、減塩という意味では注意した方がよいでしょう。かつお節なら、塩分のことは全く考えなくて大丈夫です。そして注意してもらいたいのは、食べる量です。いくら薄味だからといっても、たくさん食べてしまえば当然塩分の摂取量が増えます。

だしの味で気分を変えるのもいいですね。昆布のナトリウムの話は、とても参考になりました。ほかに、あとがけしてもいい調味料などはあるのでしょうか？

田中先生　塩分に関係のない香辛料や酸味のあるものを、食卓に置いておくのもおすすめです。たとえば、七味唐辛子やこしょう、山椒など、辛みのあるようなものや少し刺激になるような香辛料を使うと、塩分が少なくてもおいしく感じます。酸味も同じです。お酢や、レモンなどの柑橘系も活用してみてください。味が決まらないときは黒酢を使うといいですよ。ほかには、香味野菜のしょうがやニンニクも、上手に使うと味の幅が広がります。

柑橘はとくに香りを楽しめて、食欲がわきそうです！　ほかにも、からしやわさびなども追いがけしてよいとのことなので、ずいぶんバリエーションがありますね。こんなにたくさん食卓に出していいものがあるなんて！　飽きさせずに減塩食を食べてもらうことに、大変さを感じなくなってきました。

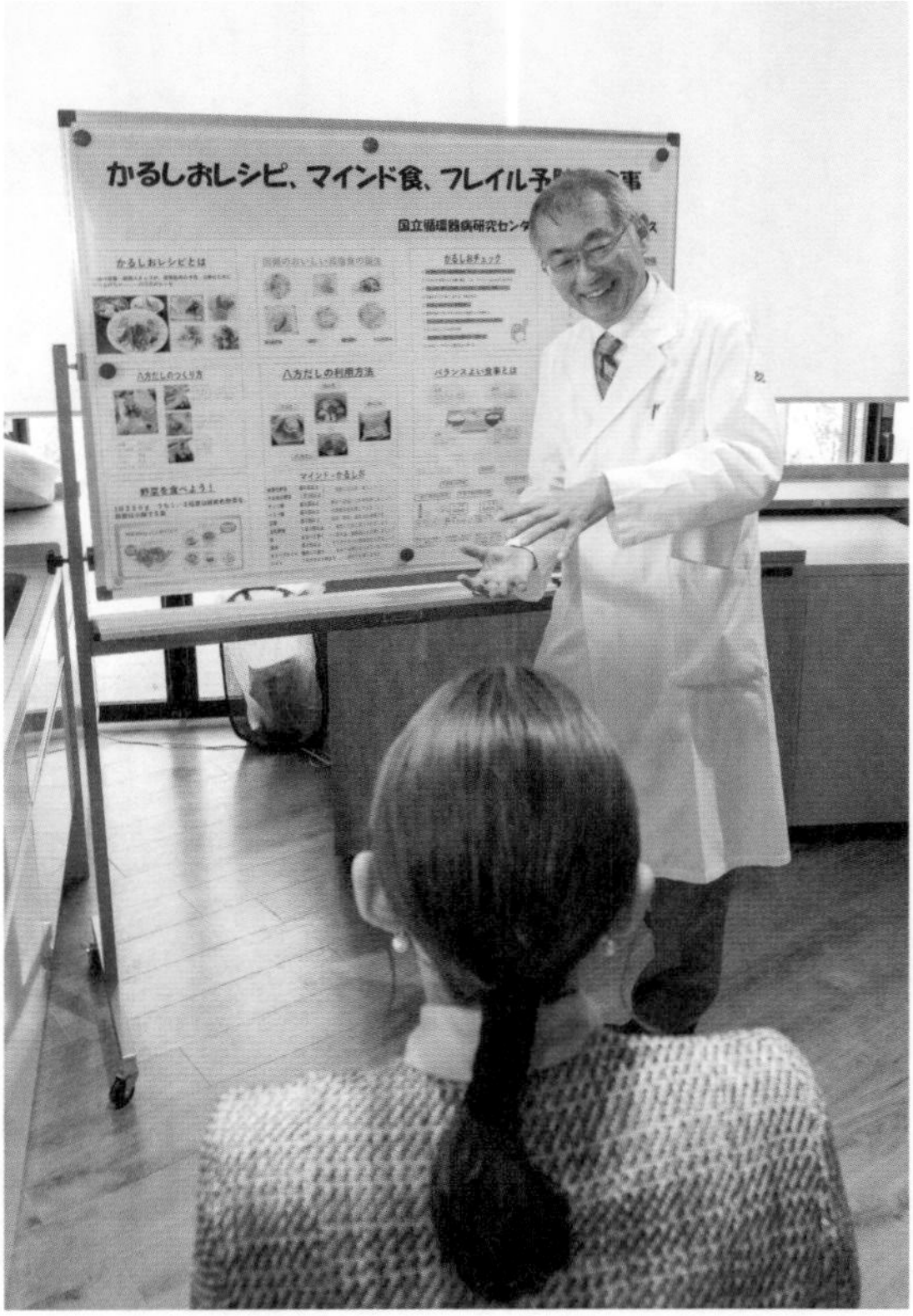

腎臓が悪い人は、昆布や野菜のカリウムに要注意

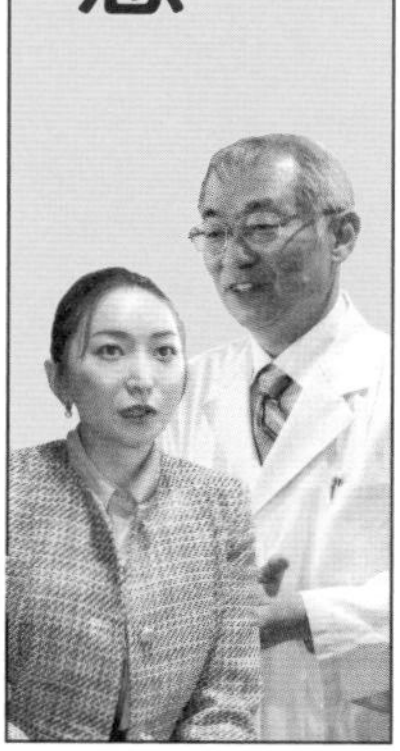

手軽においしいだしをとりたいと思って、ちょっと上質な市販のだしパックを探しに行くと、すごく高額でびっくりします。しかも、1袋につき塩分が2gというものもありました。減塩には向いていないので、やっぱり自分でだしをとることにしています。高いと続かないですものね。

田中先生　塩分が入っていないだしパックも市販されていますので、探してみてくださいね。減塩してもおいしいという料理は、やはりだしが決め手になりますから、高級品でなくてもいいので、いろいろ試して選ぶのがいいと思います。

どこかで減塩レシピとして紹介していた調理法で、最後にだしをからめたらごまかせると書いてあって、試したのですが、味が染み込んでいなくておいしくなかったのです。「かるしおレシピ」では、どんな方法でだしの味をしっかりつけているのでしょうか？

田中先生　だしの中に食材をつけ込んでから調理する方法です。野菜はもちろん、肉や魚も焼く前につけ込んでおくと、下味がつきますから、減塩でもおいしく感じますよ。だしは時間がたつと風味が飛んでしまうので、できるだけそのつどとるのがいいと思います。面倒ならば、製氷皿で氷にしてしまえば、風味は保てるでしょう。

わが家では、かつお節と昆布でだしをとっていました。田中先生からご指摘がありました。

田中先生　加藤さんのご主人は腎臓が悪いとお聞きしました。昆布はナトリウムもありますが、カリウムも多いので、注意が必要です。腎臓のためにも減塩食を実践していると思いますから、カリウムが多いと腎臓に負担がかかって本末転倒です。

やはり、夫にはかつおだしがよさそうですね。野菜も多く食べた方がいいようですが、野菜の中でも、葉物野菜はとくにカリウムが多いとのこと。どのようにして食べるのがよいのでしょうか？

田中先生　野菜はいったんゆでることで、カリウムを減らせます。カリウムは水溶性で、ゆで汁に溶けだしているため、汁は捨てます。生の野菜でも水にさらせば、カリウムは少し減らせます。

調味料の塩分を減らす　煮物、揚げ物、焼き物のコツ

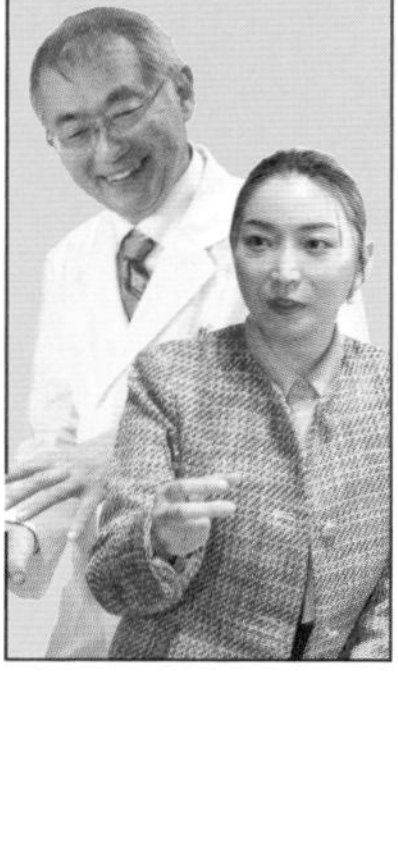

これまで私は、減塩食レシピをいろいろなところで学んできました。以前習った方法なのですが、野菜の切り方でも調味料が減らせると聞いて、実践しています。田中先生、これは本当に正解なのでしょうか?

田中先生　正解です!　調味料が染み込むのは、野菜の切り口からです。食材の体積に対する表面積が大きくなると、調味料の吸収率が上がります。ですから、できるだけ食材は大きいままで調理して、あとから切るのがいいと思います。これは揚げ物の油の吸収率でも同じことがいえます。素材まるごと→角切り→千切りの順に、吸収率が上がってくるので、かき揚げは油がたくさん必要ですよね。調味料の吸収、すなわち塩分を抑えたいならば、素材は大きい方がいいでしょう。

食材の切り方でも、塩分や油の量の摂取量が変わるのですね。少ない調味料でおいしく仕上げるのに苦労するのは、煮物です。田中先生から、しょうゆを2回に分けて、最後に追いがけする方法

は習いましたが、もっとほかにコツがあるそうです。

田中先生　煮物はできあがってすぐに食べるよりも、しばらく置いておくことで、食材の中まで調味料の味とだしのうま味が染み込みます。食べる前に温めて、そのタイミングで追いがけの分のしょうゆをプラスすれば、かなり塩味の存在感があると思いますよ。

なるほど！　煮物の次に知りたいのは、魚料理のコツです。夫は魚をあまり食べないのですが、魚料理をおいしく仕上げるにはどうしたらよいのでしょうか？

田中先生　たとえば、魚の照り焼きを作るときには、魚をジッパーつき保存袋に入れて、だしと調味料、そしてゆずなどの柑橘や香辛料を入れて、１時間ほど漬け込んでおきます。そうすることで、香りが立って、少ない塩分でも満足感のある味に仕上がります。また、フライパンで魚を焼くときには、小麦粉をふってから焼くと魚に味がつきやすくなります。油を引いて焼くことでも、少ない調味料でおいしく感じられるはずです。

減塩のコツを教えていただきました。うま味のある健康的な食事を作り続けられそうです。

塩分は控えても食事の全体量は減らさない

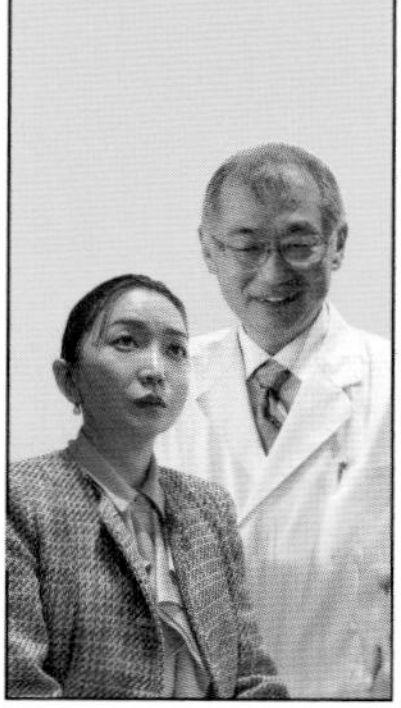

減塩料理を作るとなると、当然、塩分の計算をします。今日は唐揚げにしようと思って計算すると、３つまでしか食べられないというように、徹底した減塩料理をしていたら、夫が日に日にやせてきてしまいました。

食事の全体量を少なくすれば、もちろん減塩がカンタンに叶います。でも、80歳になってからやせてしまうのは、やっぱりよくないのではないかと心配していました。

田中先生　そうですね。減塩が徹底できても食事量を減らしすぎてしまうと、筋肉が落ちやすくなるので、高齢の方は注意が必要です。三大栄養素である炭水化物、たんぱく質、脂質のバランスも意識するとよいでしょう。綾菜さんがＹｏｕＴｕｂｅで作っていた、豆腐入りミートボールは、脂質を抑えつつたんぱく質がとれるよいメニューだと思います。みそ汁に豆乳を入れると、コクとまろやかさがアップするので、みそを少なくしてもおいしく食べられます。

75歳以上の男性の、エネルギー必要量は約２１００ｋｃａｌ（※）とのこと。これまでの私は、減塩ばかりにこだわりすぎていたのかもしれません。体の調子を整えるビタミンやミネラル、血や肉となるたんぱく質、エネルギーとなる炭水化物や脂質、これらのベースとなる栄養をとり、骨や筋肉をつくるカルシウム、お腹の調子を整える食物繊維をとるのが理想です。

田中先生　そのほかにも、マグネシウムもとれるといいと思います。お酒をたくさん飲む人はアルコール代謝にマグネシウムが利用されるため、意識してとるといいでしょう。具体的には大豆製品やナッツ類がおすすめです。ナッツを食べる習慣がないなら、サラダやスープの上に砕いたりして、食事としてとるなど、工夫してみてください。

どんなものを作って食べたらいいのかが、だんだん見えてきました！　栄養バランスに気をつけて、強い体をつくる食事を目指します。

（※出典：厚生労働省「日本人の食事摂取基準」２０２０年版、身体活動レベルⅡ）

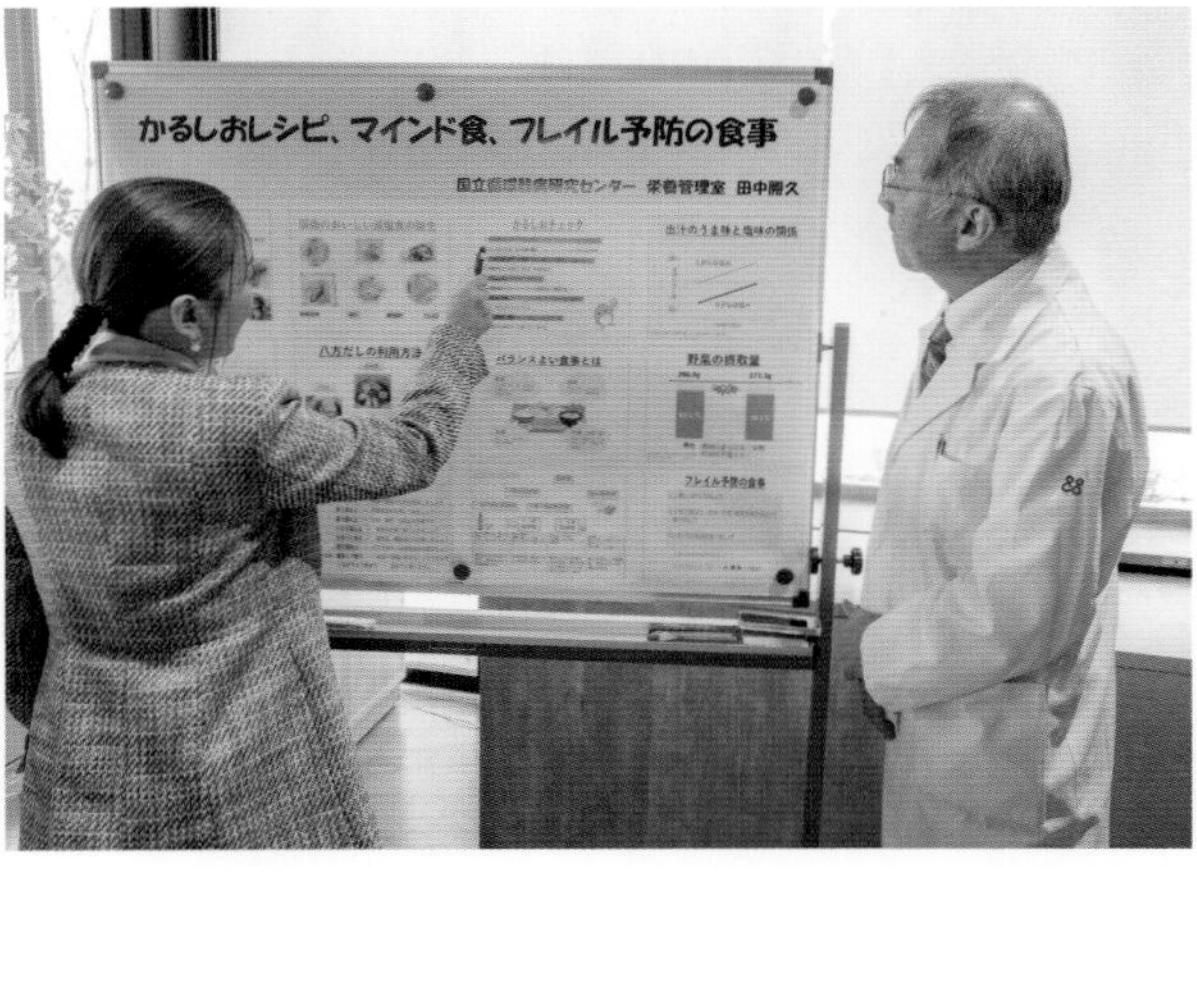

Column

食事だけでなく運動にも気を使おう

皆さんは運動はしていますか？　私はこれまで、夫の健康のために食事には気をつけてきましたが、運動にまではあまり口を出してきませんでした。

うちの夫、自分からウォーキングに行くのですが、どうもあまり歩くのが好きではないようです。ヨガとトレーニングのために、ジムに通っていますが、ジムに行くにも車で入口まで送ってもらって、終わったら車で帰宅。それも週に1回なので、少し心配になって、今回教えてくださった先生方に質問してみました。

食事の栄養が筋肉を作るわけですが、やはり運動をして筋肉を動かしてこそ、筋力がついてくるとのこと。そのためには、1日5,000歩以上歩くといいということを教えていただきました。5,000歩を境に、第6章の最後にご紹介する〝フレイル（心身の機能が衰え始める状態）〟を予防できる確率が上がるというデータがあるそうです。少しずつでも歩く時間を長くできるように、一緒にがんばってみようと思います。皆さんも、1日5,000歩を目指して歩いてみませんか？

第4章

おいしく食べて健康でいられる！綾菜流「万能 氷だし」減塩レシピ

メイン料理＆副菜

カンタンに作れてごはんによく合うおかずを厳選！
毎日減塩食を続けられるように
作りおきできるメニューもご紹介します。

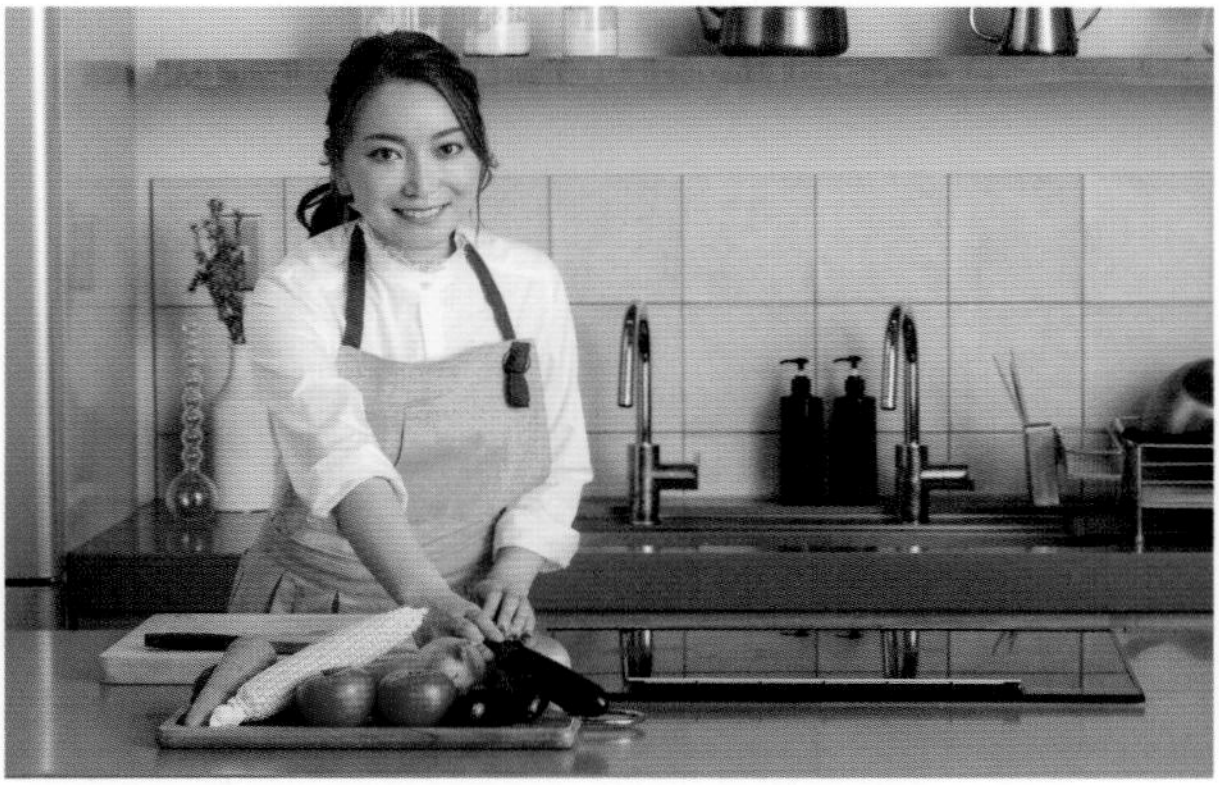

レシピの見方

おいしく食べて健康でいられる！ 綾菜流「万能 氷だし」減塩レシピ第４章「メイン料理＆副菜」、第５章「ごはんもの＆汁もの」のレシピの見方です。

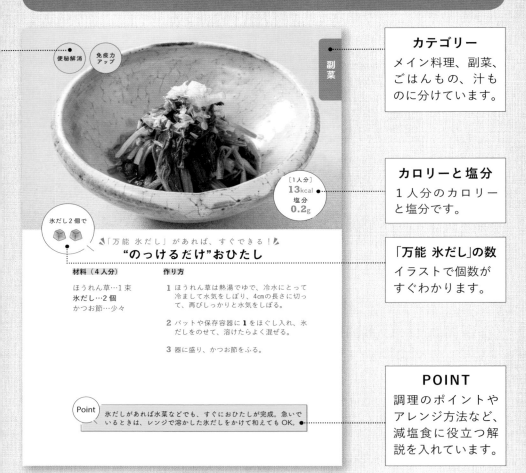

便秘解消

免疫力アップ

副菜

［1人分］
13kcal
塩分
0.2g

氷だし２個で

「万能 氷だし」があれば、すぐできる！

“のっけるだけ”おひたし

材料（４人分）

ほうれん草…１束
氷だし…２個
かつお節…少々

作り方

1 ほうれん草は熱湯でゆで、冷水にとって冷まして水気をしぼり、4cmの長さに切って、再びしっかりと水気をしぼる。

2 バットや保存容器に**1**をほぐし入れ、氷だしをのせて、溶けたらよく混ぜる。

3 器に盛り、かつお節をふる。

Point 氷だしがあれば水菜などでも、すぐにおひたしが完成。急いでいるときは、レンジで溶かした氷だしをかけて和えてもOK。

カテゴリー
メイン料理、副菜、ごはんもの、汁ものに分けています。

カロリーと塩分
１人分のカロリーと塩分です。

「万能 氷だし」の数
イラストで個数がすぐわかります。

POINT
調理のポイントやアレンジ方法など、減塩食に役立つ解説を入れています。

レシピの注意点

- レシピ内に登場する電子レンジのワット数は600Wです。500Wの場合は加熱時間を1.2倍に設定してください。メーカーや機種によって加熱時間がことなりますので、様子を見ながら加熱してください。また、加熱する際は付属の説明書にしたがって、高温に耐えられる容器や皿を使用してください。
- 液体をレンジで加熱する際、突然沸騰する可能性があります（沸騰現象）ので、ご注意ください。
- 野菜類はとくに表記がない場合、洗う、皮をむくなどの作業をすませてからの手順を説明しています。
- 計算単位は大さじ1＝15㎖、小さじ1＝5㎖、１カップ＝200㎖です。
- 卵のサイズはMサイズを使用しています。
- 1日に摂取する塩分量については、主治医にご相談のうえ、決定してください。

アイコンの説明

この本のレシピには5種類のアイコンをつけています。とくに期待できる効果を各レシピに表示しています。

ストレス解消

イライラする神経を静める効果のある香り成分を含む食材を使っています。

食欲増進

柑橘の香りや香辛料などによる刺激で、ごはんがすすむレシピです。

疲労回復

タウリンを含んだシーフードや、ビタミンB_1を多く含む豚肉などを使っています。

便秘解消

きのこ類や海藻などの食物繊維を豊富に含んだ食材を使ったレシピです。

免疫力アップ

にんじんなどのβ - カロテンやビタミンA、体をあたためるしょうがを多く使ったレシピです。

レシピの中での「万能 氷だし」の使い方

氷だしの使い方は2種類あります。

そのまま凍ったままで使う

▶レシピにとくに記載がない場合は、解凍せずにそのまま使ってください。

自然解凍またはレンジで解凍

▶自然解凍もしくは、お急ぎのときはレンジで解凍してもOK。

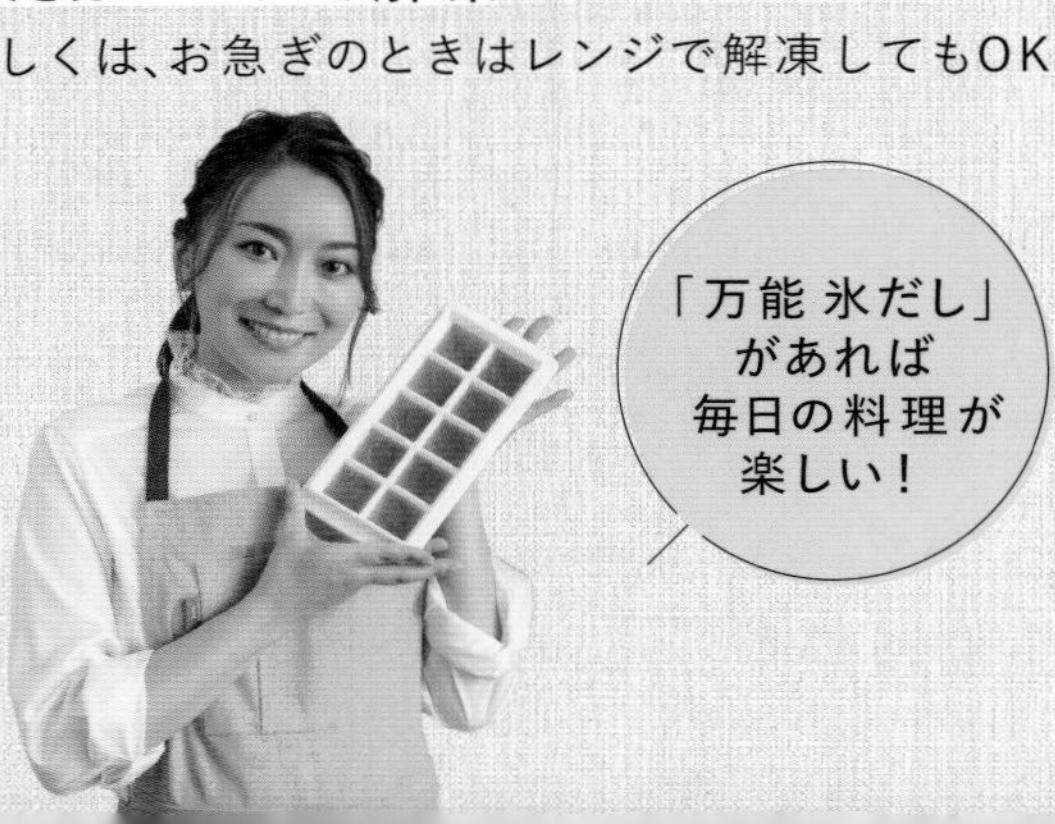

だしを練り込んでうま味倍増！

肉汁じゅわ〜！　和風おろしハンバーグ

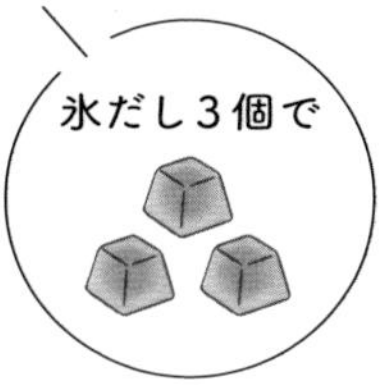

材料（2人分）

氷だし…2個
玉ねぎ…1/4個
大根…200g
大葉…5枚
豚ひき肉…200g
こしょう…少々（多め）

パン粉…大さじ2
油…大さじ1
水…大さじ2

A
- 酢…大さじ1
- しょうゆ…小さじ1
- **氷だし…1個**

作り方

1 氷だしは解凍し、玉ねぎは細かくみじん切りにする。大根はすりおろして水気をきり、千切りにした大葉を混ぜる。

2 ボウルに豚ひき肉とこしょうを入れて粘りが出るまでしっかりとこね、**1**のだしと玉ねぎ、パン粉を入れてよく混ぜ合わせて、2等分にして空気を抜きながら形を整える。

3 フライパンに油を熱し、**2**を入れて焼き色がしっかりとついたらひっくり返し、水を入れて蓋をして、弱火で7分ほど蒸し焼きに。火を止めてそのまま5〜10分ほどおき、余熱で中まで火を通す（竹串を刺して抜いたときに透明な肉汁が出てくればOK）。焼き上がったハンバーグと、**1**の大葉を混ぜた大根おろしを器に盛りつける。

4 フライパンに残った肉汁に**A**を加え（氷だしは凍ったまま）、煮立たせてソースを作る。少しとろみがつくまで煮詰まったら、**3**にかける。

ストレス解消　食欲増進　疲労回復

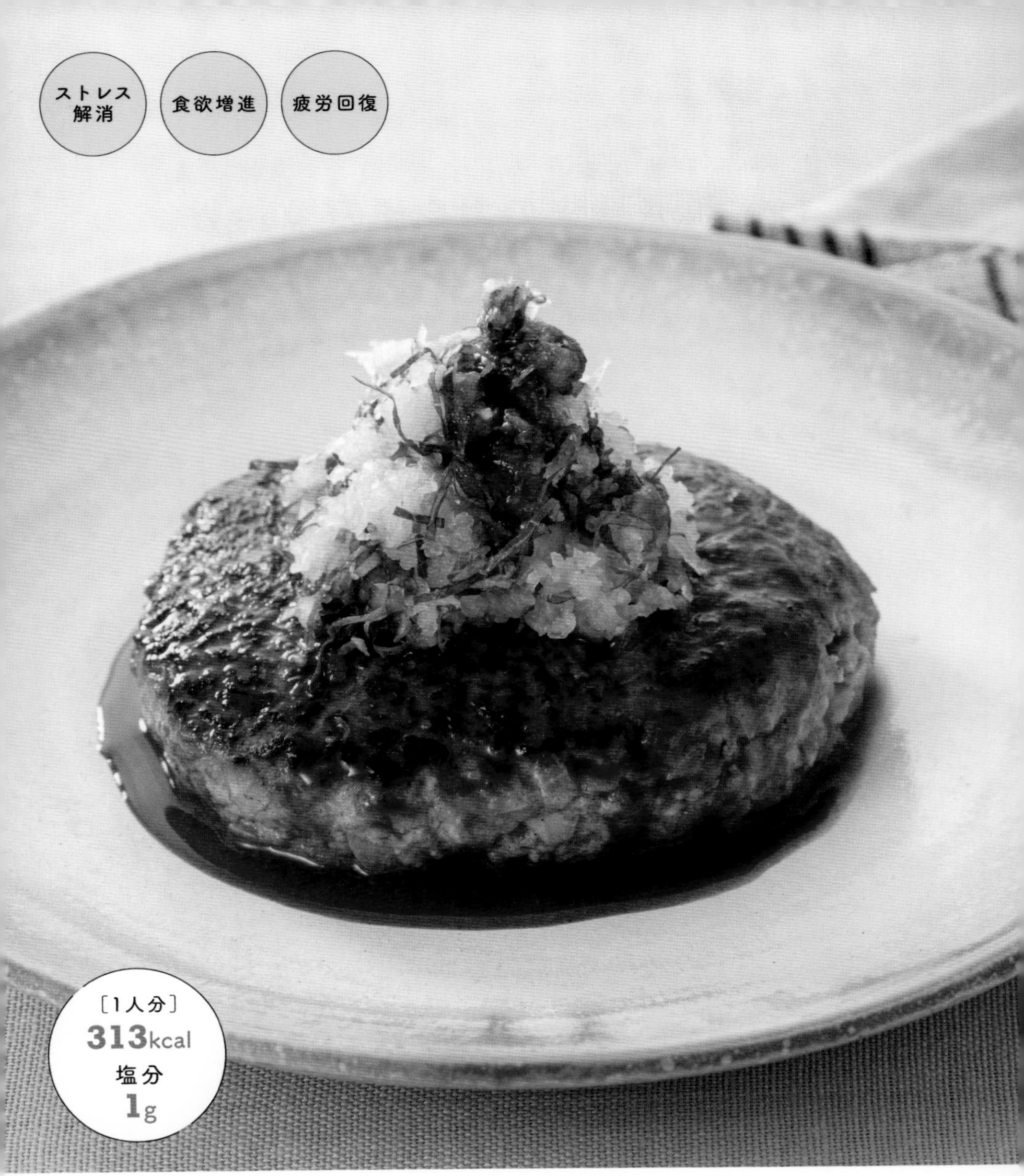

［1人分］
313kcal
塩分
1g

Point

豚肉は粘りが出るまでよくこねましょう。ソースに入れる酢は、火を通すと酸味がまろやかになって食べやすくなります。

つけ合わせもおいしい！　大満足の魚料理

しょうが風味のカレイの煮付け

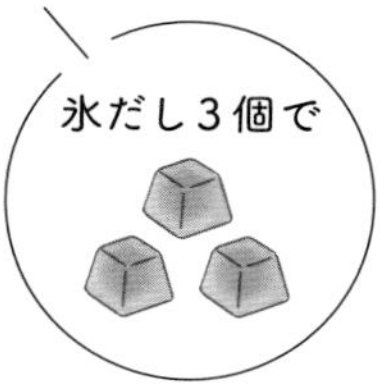

材料（2人分）

カレイ…2切れ
しょうが…1片
ごぼう…40g

A
- 氷だし…3個
- みりん…大さじ2
- しょうゆ…小さじ2/3
- 水…1/2カップ

作り方

1 カレイの皮目に切り込みを入れる。しょうがの半分は飾り用に針しょうがに。残りは2㎜幅くらいの千切りにする。ごぼうはたたいてひびが入ったら、4㎝の長さに切る。

2 フライパンに**A**とごぼう、千切りしょうがを入れてひと煮立ちさせ、カレイの皮目を上にして入れる。さらにひと煮立ちしたら、アルミホイルなどで落とし蓋をして、中火で7～8分煮る。残していたしょうがを、飾り用に細めの千切りにする。

3 落とし蓋をとり、煮汁を魚の表面にかけながら煮詰め、煮汁がトロッとしてきたら完成。器に盛り、飾り用千切りしょうがとごぼうを添える。

郵便はがき

切手を
お貼りください

105-0003

(受取人)
東京都港区西新橋2-23-1
3東洋海事ビル
(株)アスコム

加藤家の食卓

読者　係

本書をお買いあげ頂き、誠にありがとうございました。お手数ですが、今後の出版の参考のため各項目にご記入のうえ、弊社までご返送ください。

お名前	男・女	才
ご住所　〒		
Tel	E-mail	
この本の満足度は何%ですか?		%
今後、著者や新刊に関する情報、新企画へのアンケート、セミナーのご案内などを郵送またはeメールにて送付させていただいてもよろしいでしょうか?		□はい　□いいえ

返送いただいた方の中から**抽選で3名**の方に
図書カード3000円分をプレゼントさせていただきます。

当選の発表はプレゼント商品の発送をもって代えさせていただきます。
※ご記入いただいた個人情報はプレゼントの発送以外に利用することはありません。
※本書へのご意見・ご感想 およびその要旨に関しては、本書の広告などに文面を掲載させていただく場合がございます。

●本書へのご意見・ご感想をお聞かせください。

ご協力ありがとうございました。

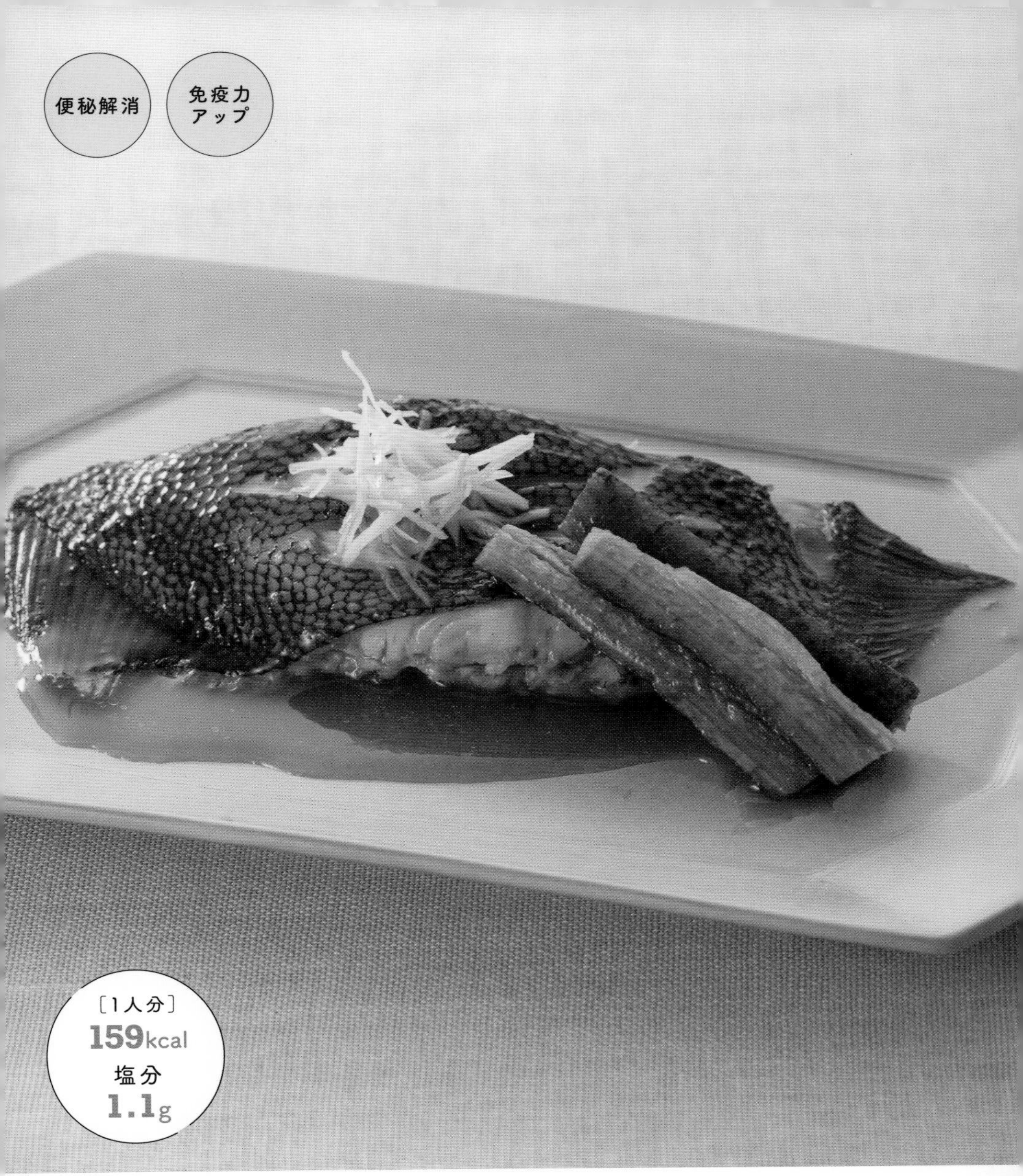

便秘解消

免疫力アップ

［1人分］
159kcal
塩分
1.1g

Point 食感がしっかりしたごぼうを副菜として食べられる、満足できる魚料理。ごぼうは、カレイの臭み消しにもひと役買っています。

ピリッとした山椒でおかわりしたくなる

たっぷり食べられる！ 肉じゃが山椒風味

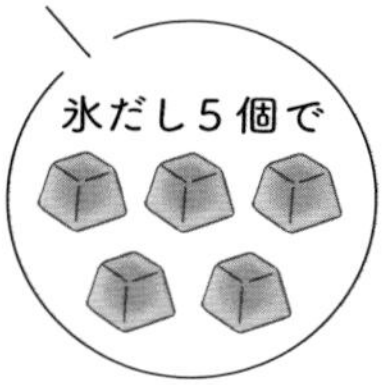

材料（6人分）

豚バラ薄切り肉…150g
じゃがいも…2個
にんじん…1本
玉ねぎ…1個
しらたき…100g
小ねぎ…1/2束
ごま油…大さじ1

A
- **氷だし…5個**
- 水…1カップ
- 塩…3g
- しょうゆ…小さじ2
- 粉山椒…小さじ1/2

作り方

1 豚肉は大きければひと口大に切る。じゃがいもは、大きめのひと口大に切って、水でもみ洗いする。にんじんと玉ねぎは乱切りに。しらたきは水気をきり、長ければ食べやすい長さに切る。小ねぎは小口切りにする。

2 鍋にそのまましらたきを入れて、から煎りする。水分がなくなってきたら、取り出す。煎ることで、ゆでなくても臭みが消える。

3 **2**の鍋にごま油と豚肉を入れて炒め、色が変わってきたら、じゃがいも、にんじん、玉ねぎを入れて油が全体に回るまで炒め、**A**としらたきを入れてひと煮立ちさせる。蓋をしてそのまま中火で10分ほど、ときどき混ぜながら煮る。

4 蓋をとり、煮汁が半量程度になるまで煮る。混ぜるのはときどきにして、あまり混ぜすぎないように注意する。

5 火を止めて、あら熱がとれたら冷蔵庫で冷やして味をなじませる。食べるときに温め直し、小ねぎをざっくりと混ぜて器に盛る。お好みで粉山椒を少しふる。

ストレス解消

食欲増進

便秘解消

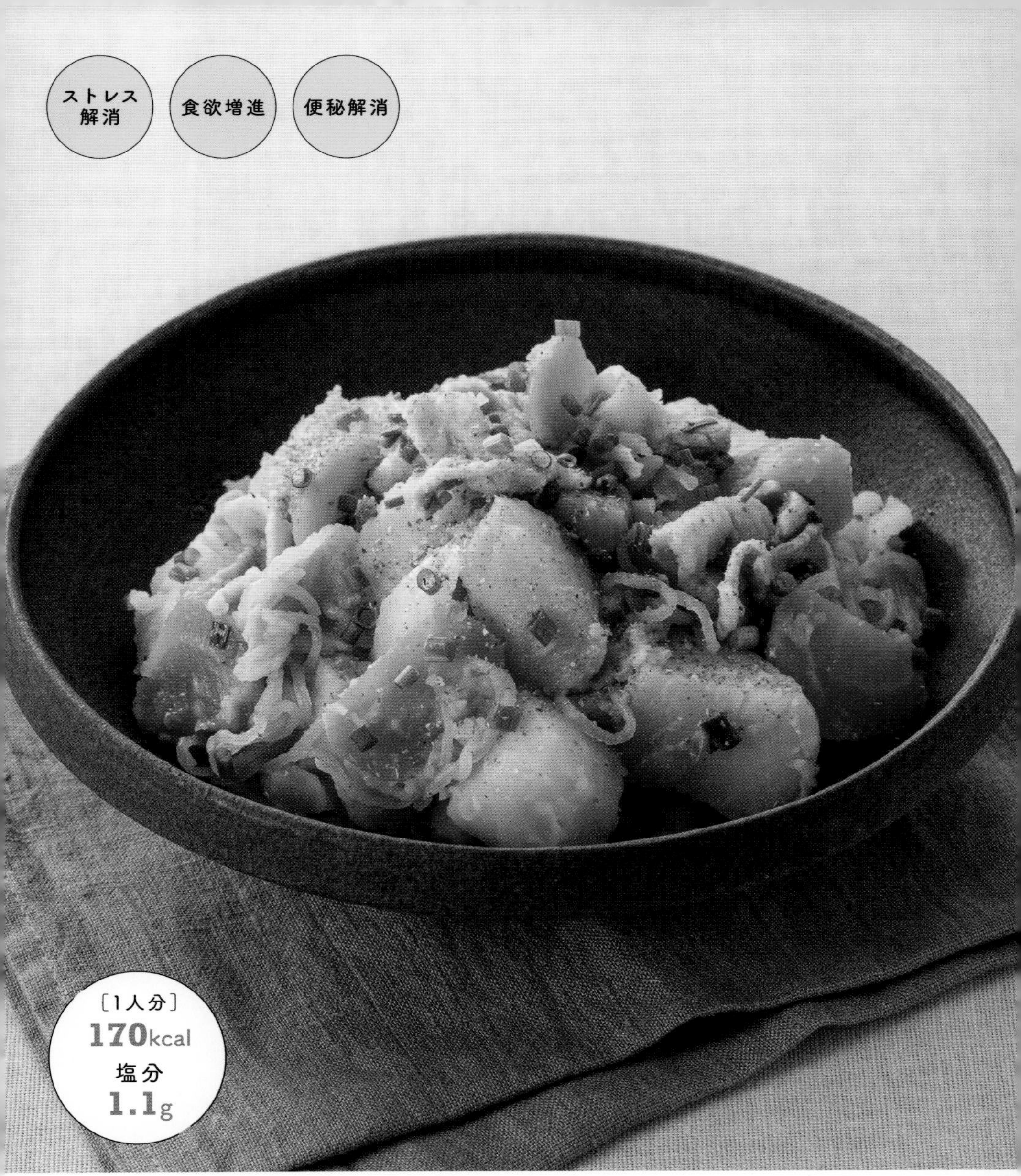

［1人分］
170kcal
塩分
1.1g

Point

氷だしと塩ベースの調味料で煮ます。一度冷まして温め直して食べると、味がなじんで、塩味も感じやすくなります。多めに作って、作りおきにするのもおすすめです。

水きりなし！カットもなし！でサッと作れる

花椒《ホアジャオ》香るさわやか塩麻婆《マーボ》

材料（2人分）

氷だし2個で

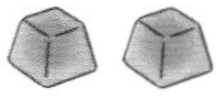

しょうが…1片
長ねぎ…30g
ニンニク…2片
枝豆（冷凍）…100g
ごま油…小さじ2
豆板醤…小さじ1/2
豚ひき肉…50g
氷だし…2個

A
- 塩…少々(1g)
- 片栗粉…小さじ2
- 水…大さじ4

木綿豆腐…200g
レモン汁…小さじ1
しょうゆ…小さじ1/2
花椒…小さじ1/2
ラー油…適量（お好みで）

作り方

1 しょうが、長ねぎ、ニンニクはみじん切りにする。枝豆はさやから出しておく。

2 フライパンにごま油、しょうが、長ねぎ、ニンニクを入れて炒め、香りがしてきたら豆板醤を入れて炒める。豚ひき肉を加えて炒め、色が変わってきたら氷だしを入れて完全に色が変わるまで炒める。

3 **A**を入れて混ぜながら、とろみがついてきたら豆腐をかたまりのまま入れて木べらで1.5㎝角程度（だいたいの目安）にカットしながら3～4分煮る。

4 枝豆とレモン汁、しょうゆを加えてさっと炒め合わせて火を止める。器に盛り、瓶などでつぶした花椒をふりかける。お好みでラー油を追加してもOK。

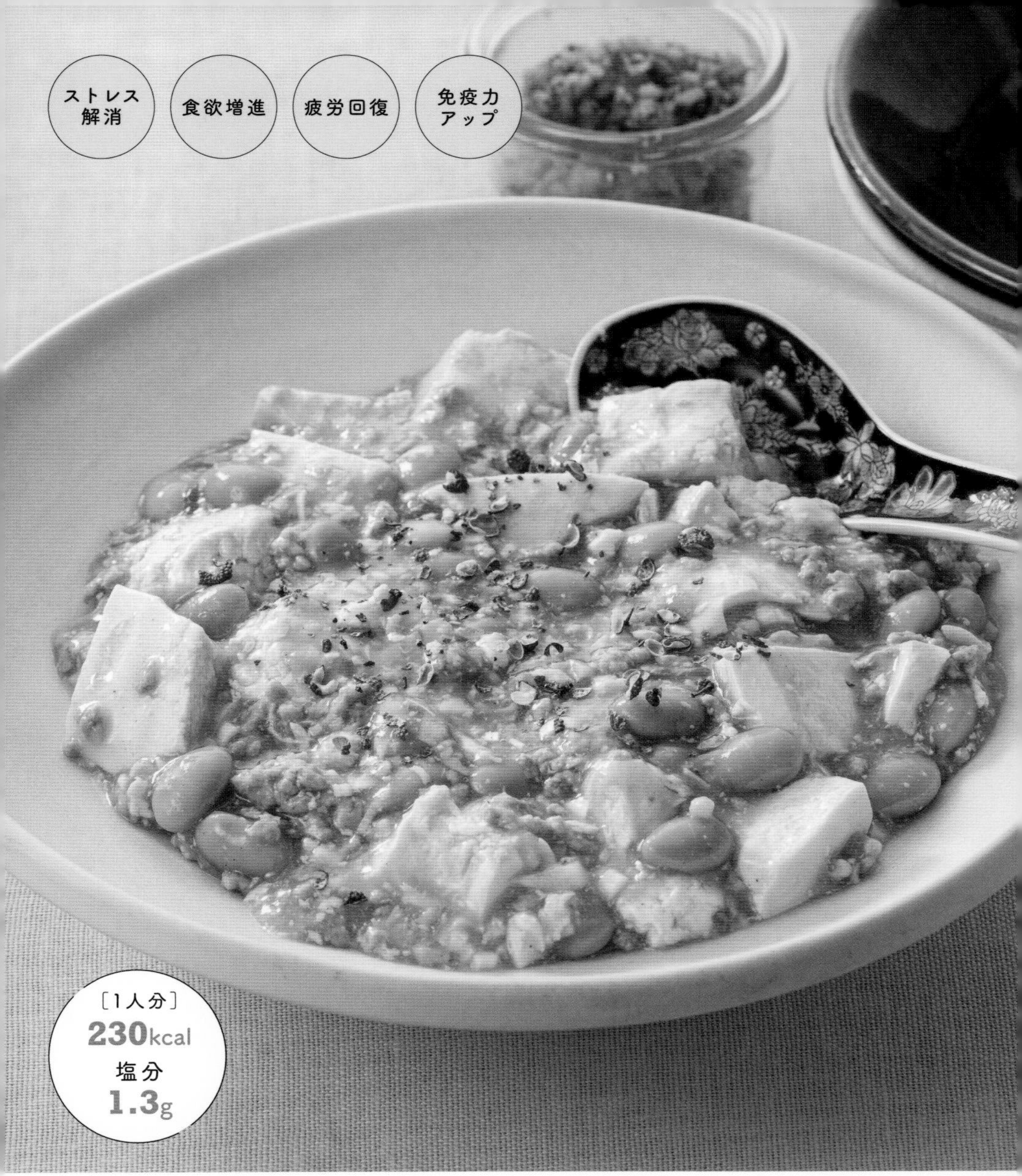

ストレス解消　食欲増進　疲労回復　免疫力アップ

［1人分］
230kcal
塩分
1.3g

Point

豆腐は水きりせず、包丁で切らずにドンとそのまま入れてしまいます。花椒が食欲を増進してごはんがすすみます。

だしの味が染み込む豚肉がおいしい！

卵とトマトときくらげの豚肉炒め

材料（2人分）

豚バラ薄切り肉…100g
きくらげ…1袋（60g）
卵…1個
こしょう（卵用）…少々
トマト…1個
ごま油…小さじ2
こしょう（豚バラ用）…少々
氷だし…2個
オイスターソース…小さじ1

氷だし2個で

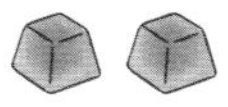

作り方

1 豚肉は大きければひと口大に切る。きくらげは石づきのかたい部分を取り除いてひと口大に。卵は溶きほぐしてこしょうをふっておく。トマトはくし形に切る。

2 フライパンにごま油を熱して卵液を流し入れ、固まってきたらざっくりと混ぜて器などに一度取り出す。

3 同じフライパンに豚肉を入れ、こしょうをふってほぐしながら炒め、氷だしを加えて色が変わるまで炒める。

4 きくらげ、トマトを加えてざっくりと炒め、卵を戻し入れて全体がなじんだら、オイスターソースを加えて炒め合わせる。

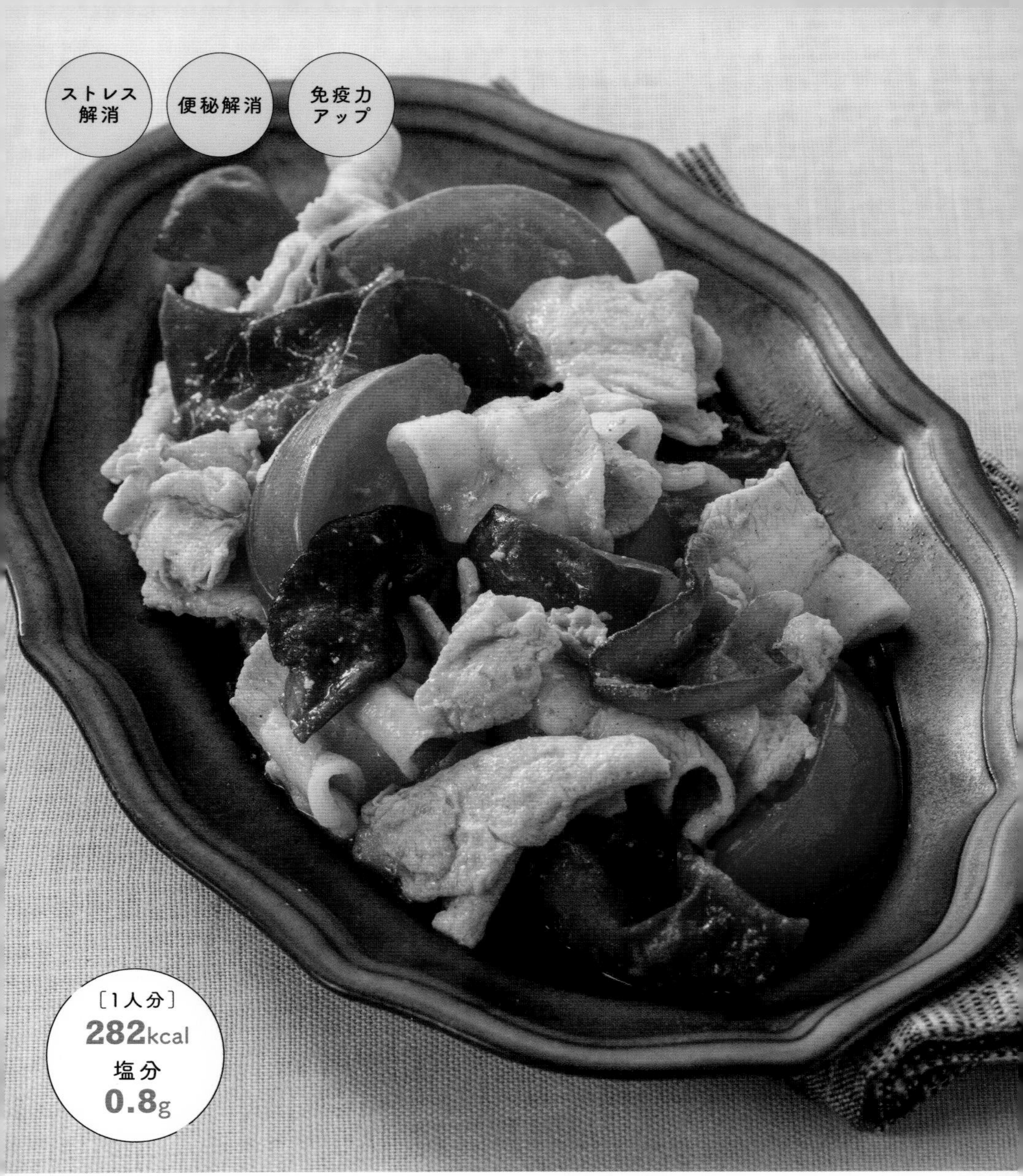

ストレス解消　便秘解消　免疫力アップ

［1人分］
282kcal
塩分
0.8g

Point

トマトはかためがおすすめです。豚肉を炒めるときに、氷だしを溶かしながら火を通すことで味が染みます。

粒マスタードで味が引き立つ減塩おかず

シーフードミックスと小松菜のうま煮

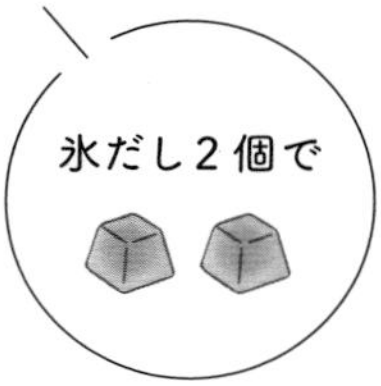

材料（2人分）

しいたけ…100g
しょうが…1片
小松菜…1/2袋（100g）
シーフードミックス（冷凍）…150g
氷だし…2個
片栗粉…小さじ1
オイスターソース…小さじ2/3
粒マスタード…小さじ1

作り方

1 しいたけは石づきの部分のみ取り除き、軸を落とし、かさは半分に切る。軸は捨てずに使う。しょうがは千切りにする、小松菜は4cmの長さに切る。

2 フライパンにしいたけ、凍ったままのシーフードミックス、氷だし、しょうが、片栗粉、オイスターソースを入れてよく混ぜながらひと煮立ちさせる。シーフードミックスに火が通るまで、ときどき混ぜながら煮る。

3 小松菜を入れてざっくりと混ぜ、全体がしんなりとしてきたら火を止め、粒マスタードを加えて混ぜたら完成。

食欲増進　便秘解消　免疫力アップ

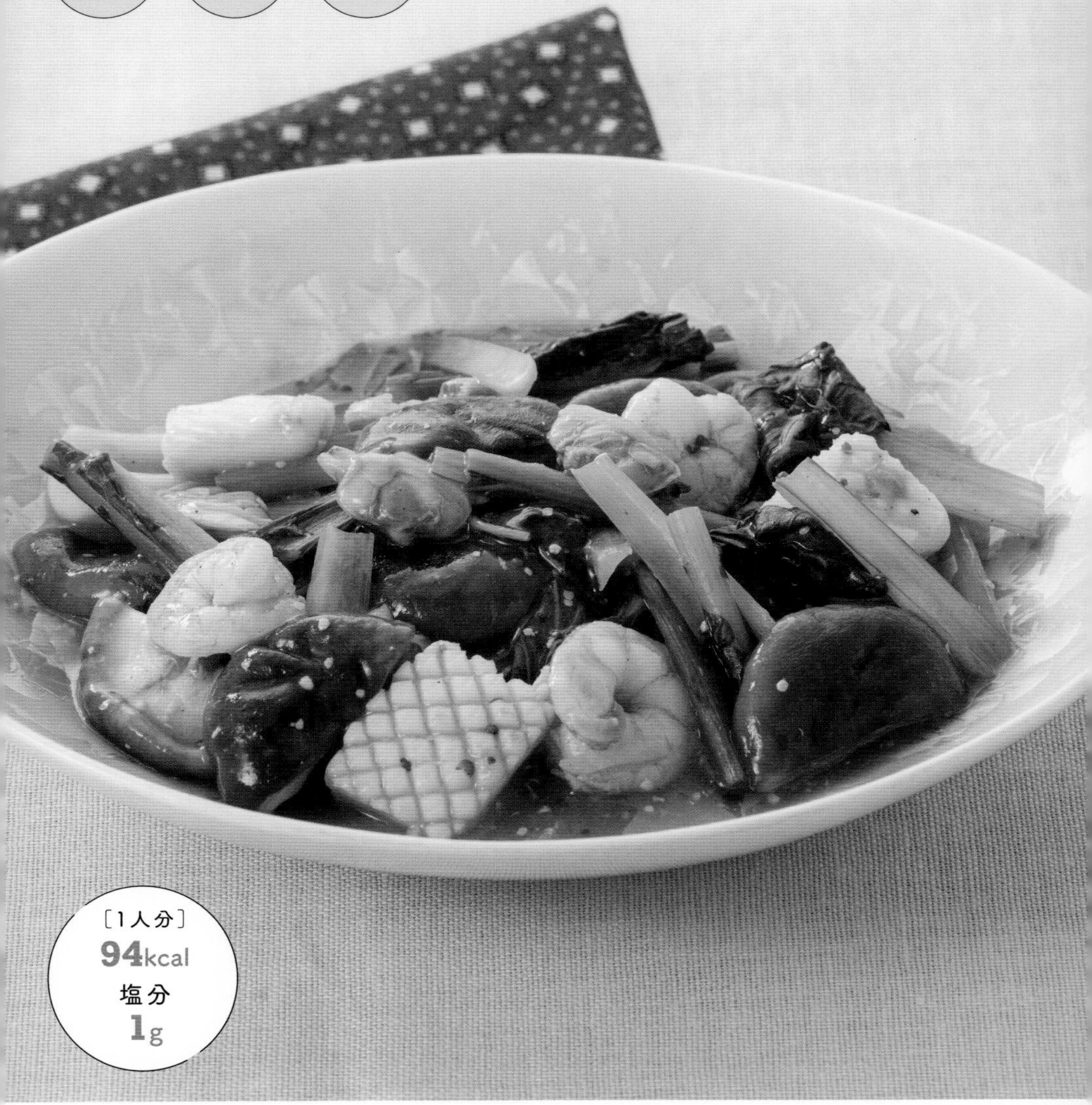

［1人分］
94kcal
塩分
1g

Point
シーフードミックスは電子レンジで解凍すると縮んでしまうので、凍ったまま使ってプリッとした食感を出しましょう。

香味野菜×氷だしで風味UP！

しょうがをきかせた回鍋肉《ホイコーロー》

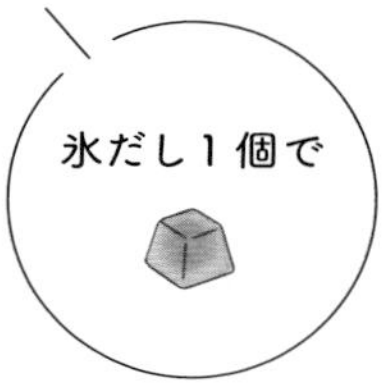

材料（2人分）

しょうが…10g
キャベツ…150g
長ねぎ…50g
片栗粉…小さじ1/2
豚バラ薄切り肉…80g
ごま油…大さじ1
豆板醤…小さじ1/2（お好みで）

氷だし…1個
こしょう…少々
甜麺醤《テンメンジャン》…小さじ2
砂糖…小さじ1

作り方

1 しょうがは千切りにする。キャベツは4cm幅程度にざく切り、長ねぎは5mm幅の細切りにして、全体に片栗粉を軽くまぶす（ムラがあってもＯＫ）。豚肉は長ければ食べやすく切る。

2 フライパンにごま油としょうが、豆板醤を入れて炒め、香りがしてきたら豚肉と凍ったままの氷だしを入れて色が変わるまで炒める。キャベツと長ねぎを上にのせ、水大さじ1程度（分量外）を入れて蓋をして中火弱で蒸す。

3 蓋に水滴がついて、野菜の色が変わって少ししんなりとしてきたら、こしょうをふり、甜麺醤と砂糖を混ぜたものを加え、上下を返すようにしてざっくりと炒め合わせ、全体に味がなじんだら完成。

ストレス解消

疲労回復

便秘解消

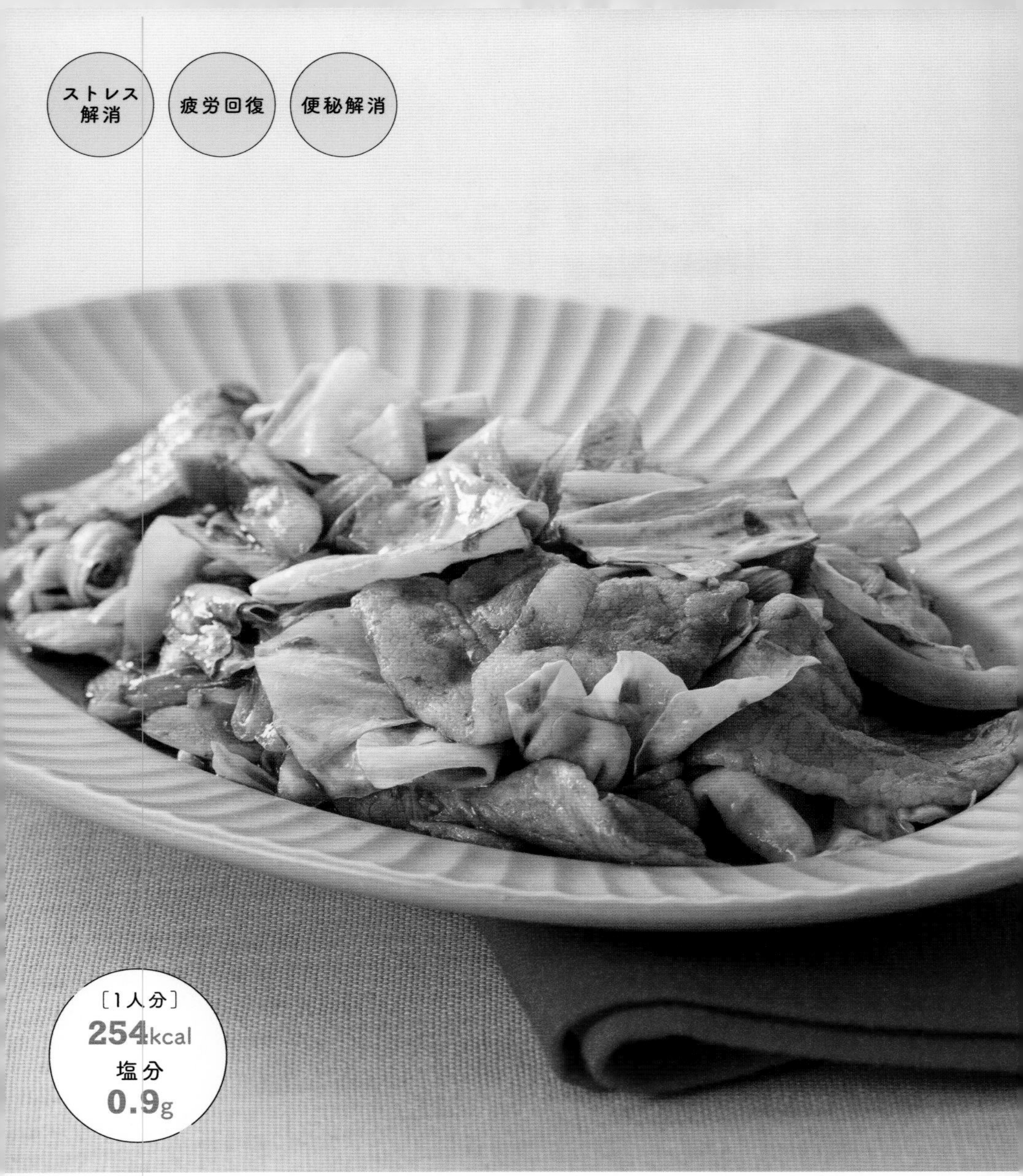

［1人分］
254kcal
塩分
0.9g

Point

野菜に片栗粉をまぶしておくと、水分が出にくいのでずっと野菜がシャキシャキ。塩味がからみやすいという効果も。

豆板醤がピリッと食欲そそる

チンジャオロース風！
牛肉とピーマンの炒めもの

氷だし1個で

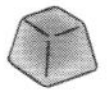

材料（2人分）

牛こま切れ肉…120g
片栗粉…小さじ1
ピーマン…2個
ニンニク…2片
しょうが…1片
ごま油…小さじ2
豆板醤…小さじ1/2
氷だし…1個
オイスターソース…小さじ1

作り方

1 牛肉に片栗粉をまぶす。ピーマンは8㎜幅程度の細切り、ニンニクとしょうがはみじん切りにする。

2 フライパンにごま油としょうが、ニンニクを入れて炒め、香りがしてきたら豆板醤を入れて軽く炒める。牛肉と氷だしを入れて炒め、色が変わってきたらピーマンを加えて炒め合わせる。

3 ピーマンがしんなりしてきたら、オイスターソースを加えて炒めたら完成。

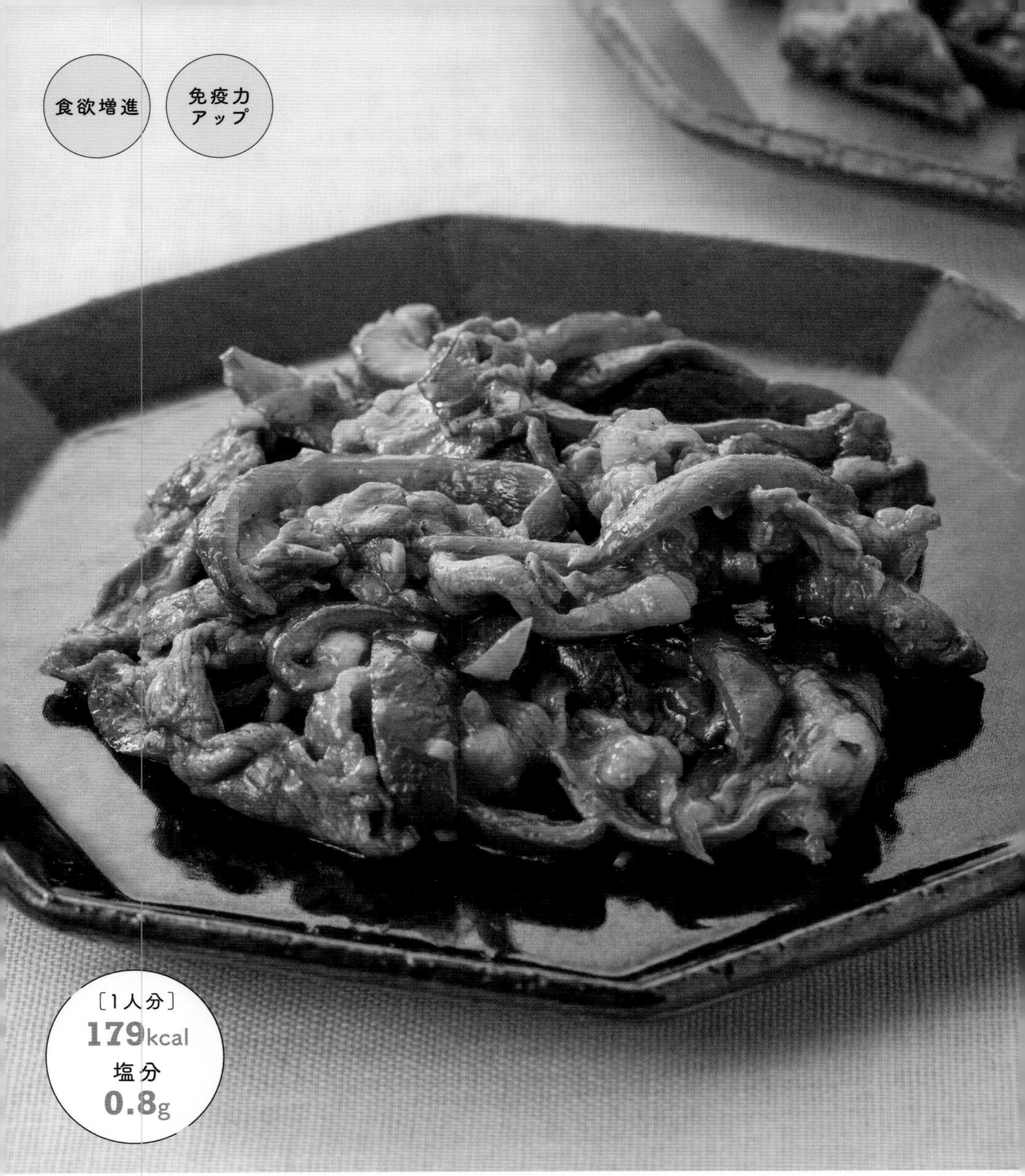

食欲増進

免疫力アップ

〔1人分〕
179kcal
塩分
0.8g

Point

牛肉はこま切れを使うと味がからみやすくなります。豆板醤が
アクセントになって、減塩とは思えないほどのしっかりした味に。

ほったらかし調理でカンタン減塩おかず！

大根とほろほろ鶏肉とゆずこしょうの炊飯ジャー煮込み

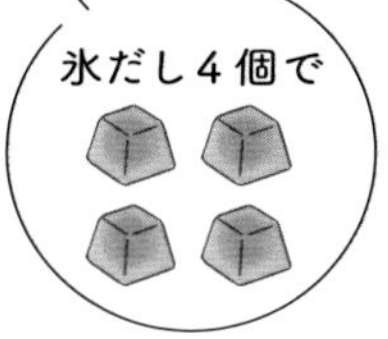

材料（4人分）

大根…200g
鶏もも肉…1枚（250g）
片栗粉…小さじ2
しいたけ…100g
しょうが…2片
小ねぎ…1本（お好みで）

A
- **氷だし…4個**
- ゆずこしょう…小さじ1
- 水…1/2カップ
- みりん…大さじ2
- しょうゆ…小さじ1/2

作り方

1 大根は皮つきのまま2cmの厚さのいちょう切りに。鶏肉はひと口大に切り、片栗粉をまぶす。しいたけは石づきのかたい部分を取り除き、軸は切り離し、かさは4等分に切る。軸も捨てずに使用する。しょうがは千切りに。

2 炊飯釜に大根、鶏肉、しいたけ、しょうがの順に重ね、**A**を入れて普通炊飯する。

3 炊き上がったらざっくりと混ぜる。そのまま食べるよりも、一度冷蔵庫で冷やしてから温め直して食べると味が染みておいしい。お好みで斜め切りにした小ねぎを添える。

食欲増進　疲労回復　便秘解消

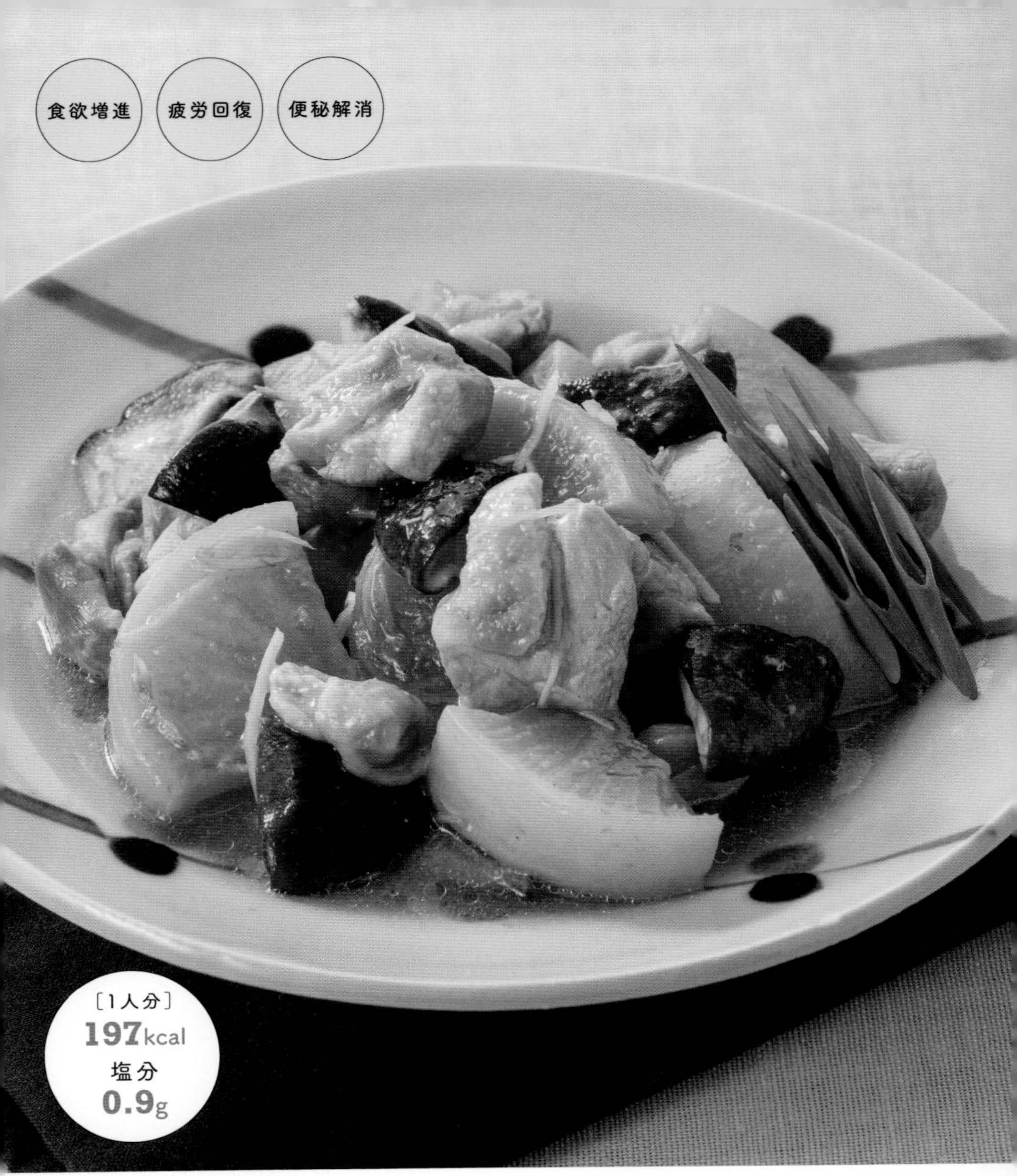

［1人分］
197kcal
塩分
0.9g

Point
できたてよりも、冷やした方が味が染みます。作りおきにもおすすめなので、多めに作っておくと便利。

しっとり鶏肉にねりごま香る

ババンバ棒棒鶏《バンバンジー》

材料（3人分）

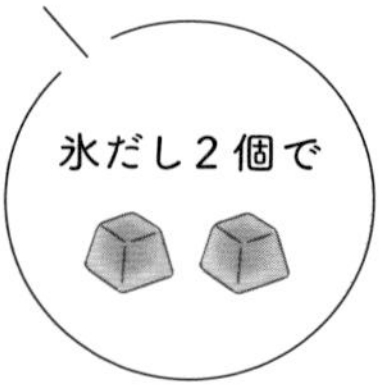

鶏むね肉…1枚（約250g）
砂糖…大さじ1/2
氷だし…2個
きゅうり…1本
トマト…1/2個
長ねぎ…10cm程度

A
- ねりごま…大さじ2
- しょうゆ…小さじ1
- 砂糖…小さじ1
- 酢…小さじ1

ラー油…適量（お好みで）

作り方

1 鶏むね肉に砂糖をもみ込み、皮目を下にした状態で、薄い部分を下に折りたたんで耐熱容器に入れる。氷だしをのせてラップをふんわりとかけ、電子レンジで5分加熱する。

2 そのままあら熱がとれるまで放置して、中まで火が通ったら手でさく。加熱したときに出た肉汁にしっかりとからませる（冷蔵庫で冷やしてもよい）。

3 きゅうりは細切り、トマトは半月の薄切りにする。長ねぎは白髪ねぎにして水でもみ洗う。

4 器に全てを盛りつけ、**A**を混ぜたたれをかける。お好みでラー油をかけても。

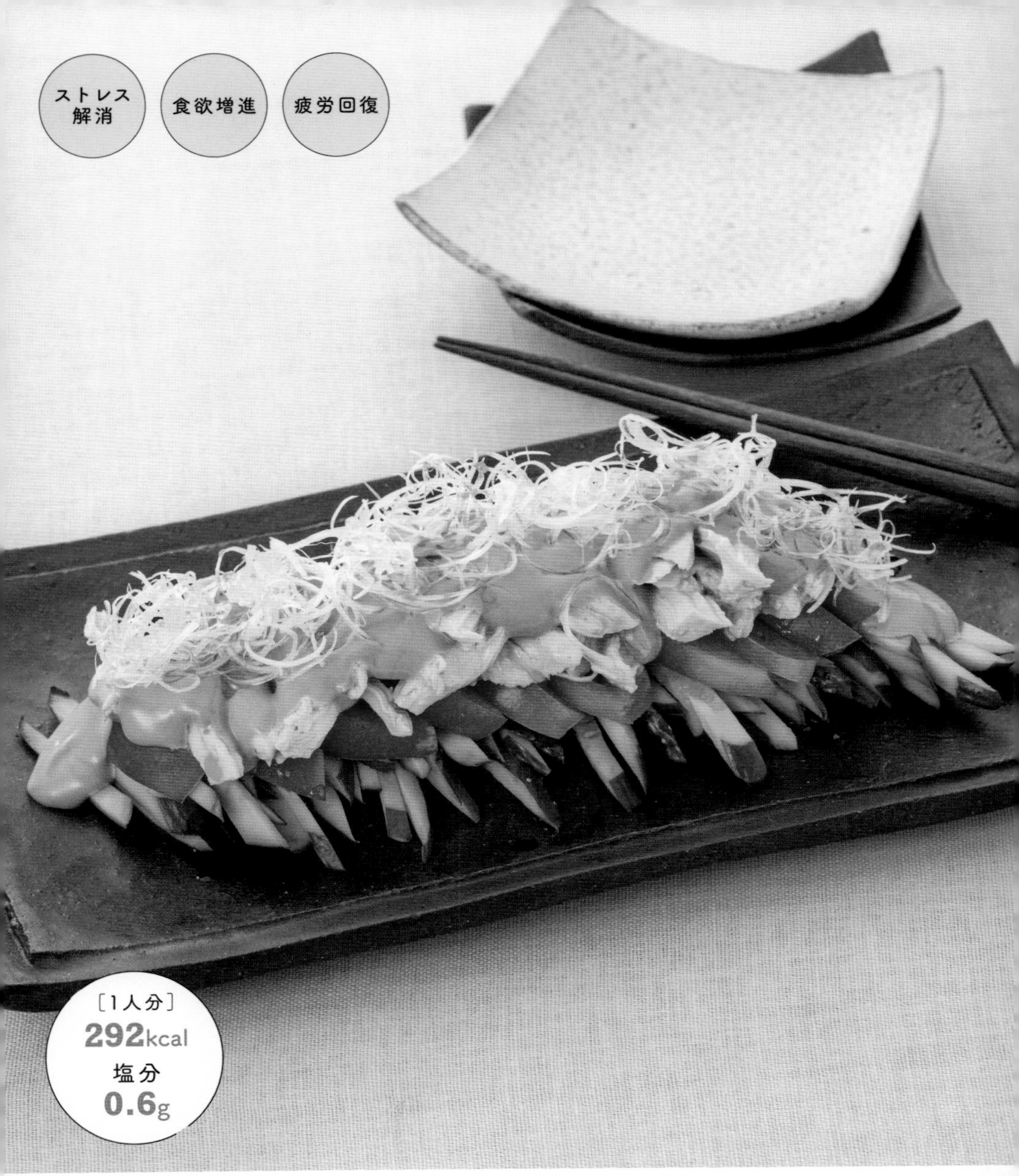
ストレス解消
食欲増進
疲労回復
［1人分］
292kcal
塩分
0.6g

Point

砂糖をもみ込むことで、むね肉がやわらかくなります。肉をさいてみて、火が通っていない部分があれば、その部分のみを加熱しましょう。

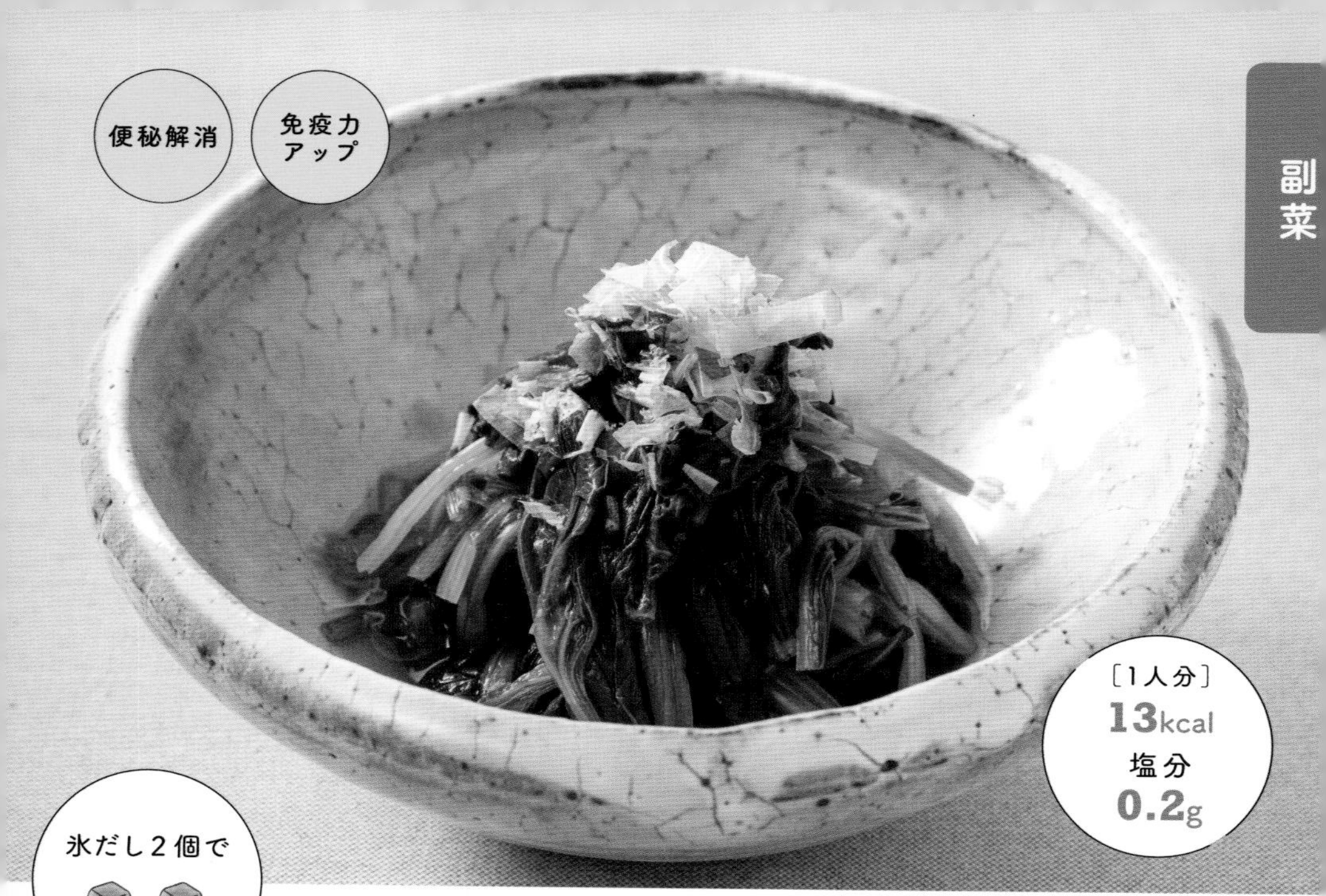

便秘解消

免疫力アップ

〔1人分〕
13kcal
塩分
0.2g

氷だし2個で

「万能 氷だし」があれば、すぐできる！

“のっけるだけ”おひたし

材料（4人分）

ほうれん草…1束
氷だし…2個
かつお節…少々

作り方

1 ほうれん草は熱湯でゆで、冷水にとって冷まして水気をしぼり、4㎝の長さに切って、再びしっかりと水気をしぼる。

2 バットや保存容器に **1** をほぐし入れ、氷だしをのせて、溶けたらよく混ぜる。

3 器に盛り、かつお節をふる。

Point

氷だしがあれば水菜などでも、すぐにおひたしが完成。急いでいるときは、レンジで溶かした氷だしをかけて和えても OK。

食欲増進　疲労回復　免疫力アップ

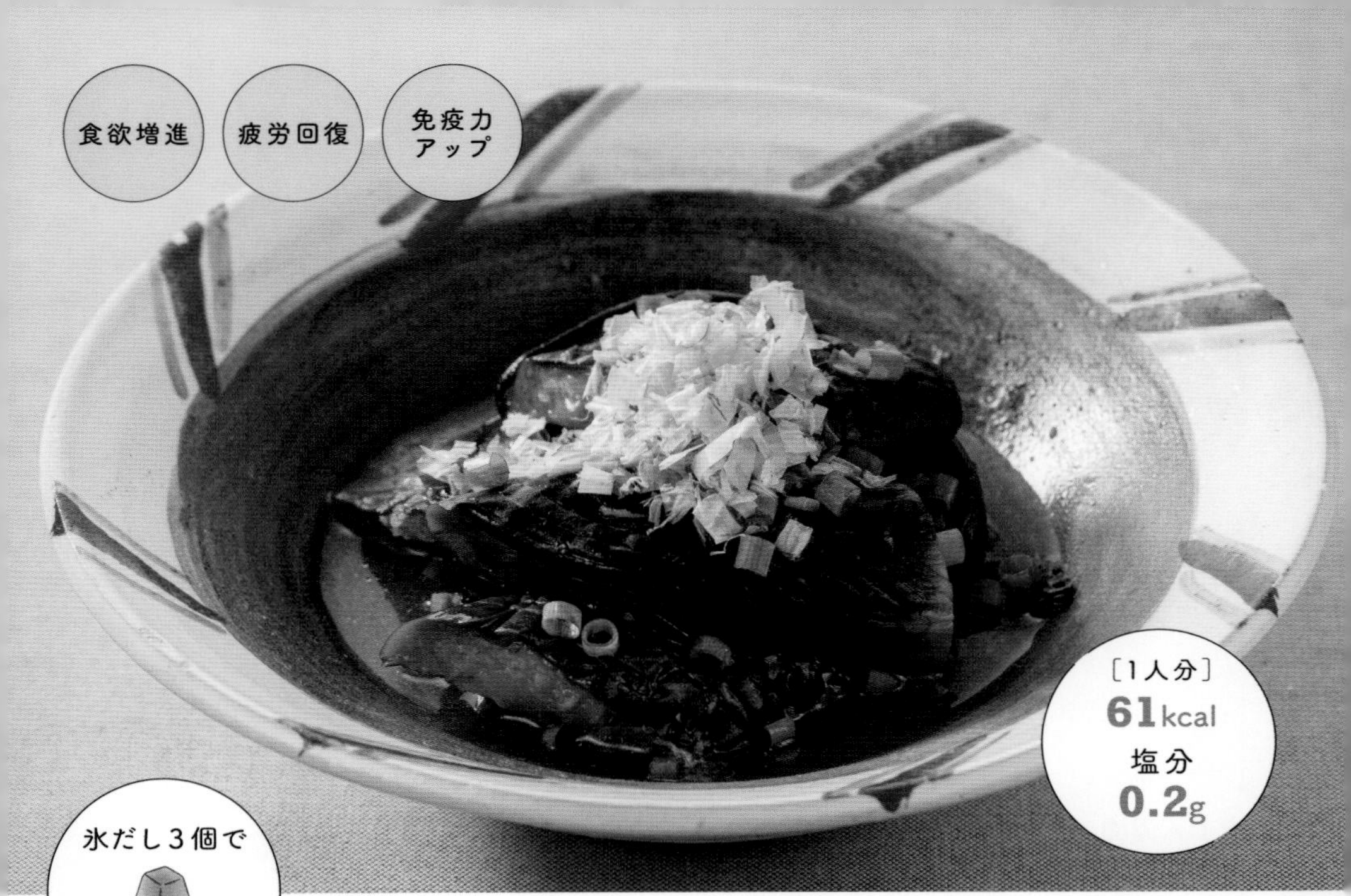

［1人分］
61kcal
塩分
0.2g

氷だし3個で

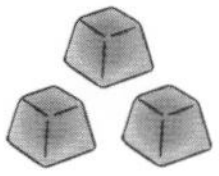

冷やして"しみしみ"がおいしい！

なすの焼きびたし

材料（4人分）

なす…3本
氷だし…3個
油…大さじ1と1/2
かつお節…少々
「 みりん…小さじ1
A　おろししょうが…小さじ1
└ 酢…小さじ1
小ねぎ…1本

作り方

1 なすは切り込みを斜めに入れて、食べやすいサイズに切る。

2 氷だしを溶かし、バットや保存容器で**A**と混ぜ合わせておく。

3 フライパンに油をしっかりと熱して、なすを皮目から入れ、焼き色がついたら返して火を通す。火が通ったものから**2**に漬け込み、冷蔵庫で冷やして味をなじませる。器に盛りつけて、かつお節をのせ、小口切りにした小ねぎを散らす。

Point
なすはしっかり熱した油で皮目から焼いて、色鮮やかに仕上げましょう。冷やしておけばより味が染み込みます。

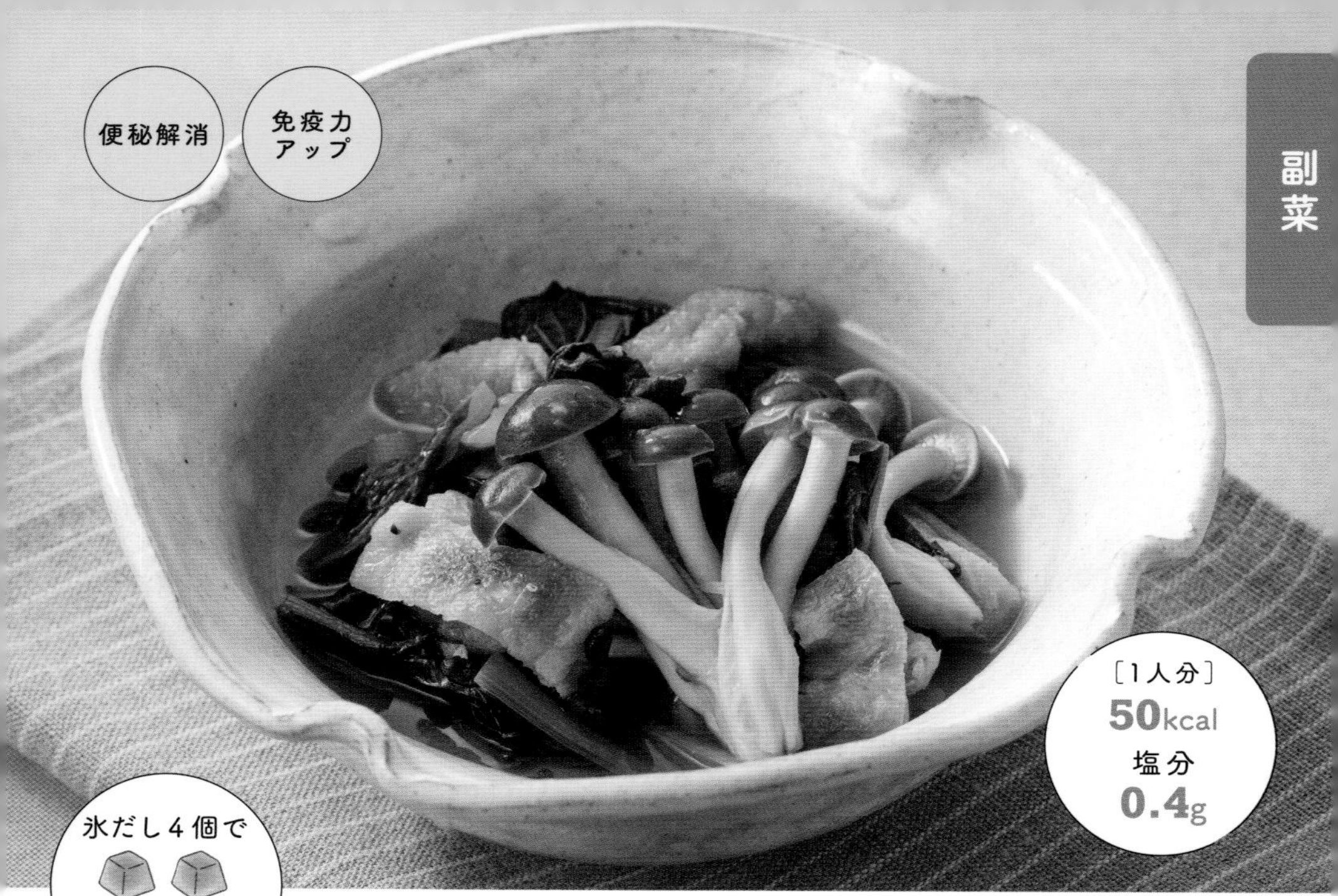

便秘解消

免疫力アップ

〔1人分〕
50kcal
塩分
0.4g

氷だし4個で

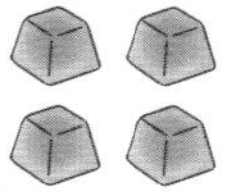

うま味が出た煮汁ごといただきます！

小松菜としめじのさっと煮

材料（4人分）

油揚げ…1枚
しょうが…1片
しめじ…1/2パック（100g）
小松菜…1/2束（100g）

A
- **氷だし…4個**
- 水…大さじ2
- みりん…大さじ1
- 砂糖…小さじ1/2
- しょうゆ…小さじ1/2

作り方

1 油揚げは短冊切りに。しょうがは千切りに。しめじは石づきを除いて、ざっとほぐす。小松菜は3cm幅に切る。

2 小さめのフライパンや鍋で、油揚げを油を引かずにきつね色になるまで焼いて取り出す。

3 **A**としめじ、しょうがを入れてひと煮立ちさせ、小松菜を入れて、しんなりとしたら油揚げを戻し入れ、2～3分煮る。

Point
しめじは60度くらいでいちばんうま味が出るので、しめじから火を入れましょう。油揚げの油抜きは不要です。

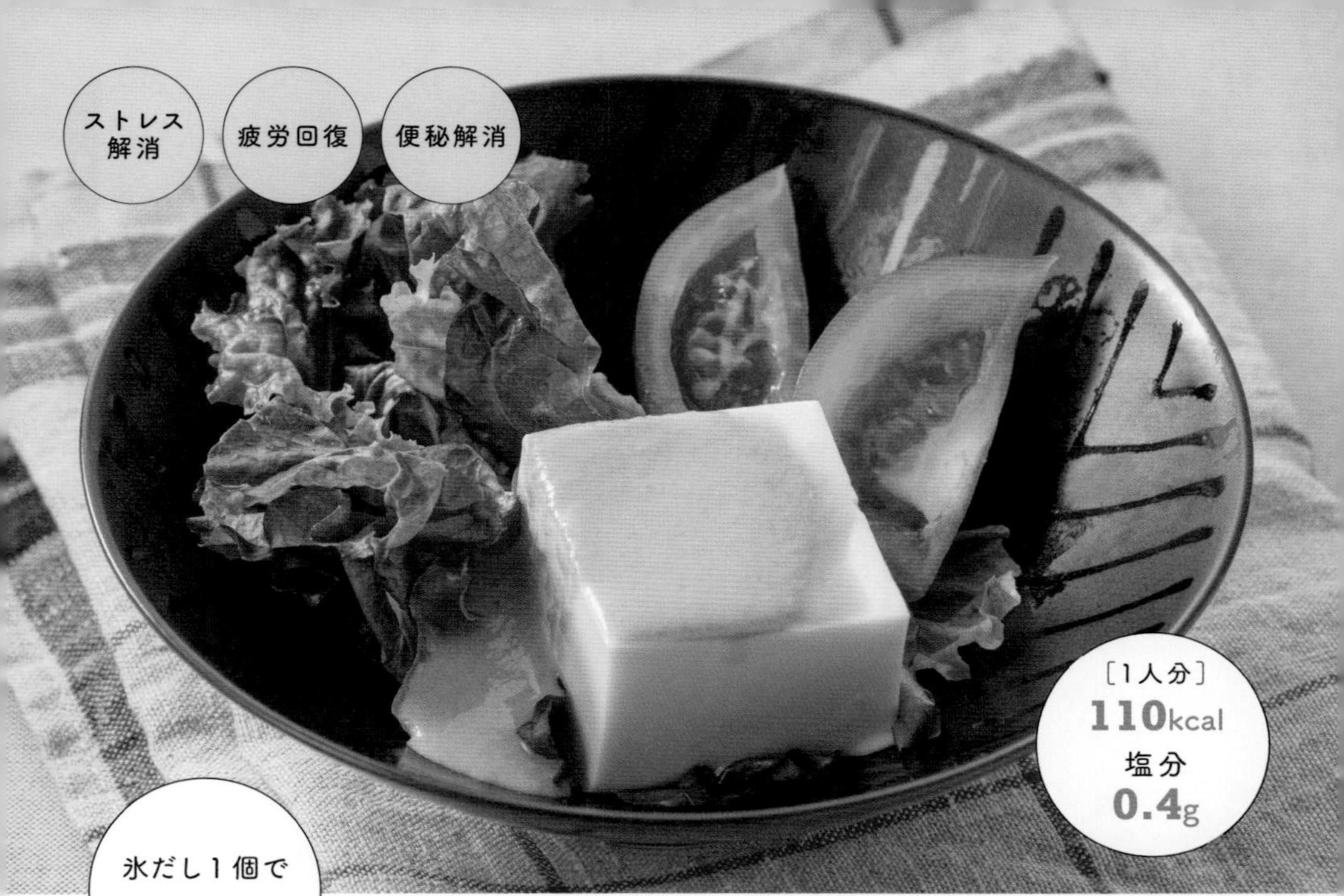

ストレス解消　疲労回復　便秘解消

［1人分］
110kcal
塩分
0.4g

氷だし1個で

ドレッシングは自作で減塩！

ごま香る豆腐サラダ

材料（2人分）

氷だし…1個

A
- 白ねりごま…大さじ1
- ポン酢（市販品でOK）…小さじ1

サニーレタス…1枚
トマト…小1/2個
絹豆腐…150g

作り方

1 氷だしを溶かして**A**を加え、なじむまでよく混ぜる。

2 ちぎったレタス、くし形切りにしたトマト、豆腐を盛り**1**をかける。

Point

このドレッシングはゆでたほうれん草や、トマトサラダにかけてもおいしいです！　倍量作っておくと便利。

夫に初めて作った中華のアレンジ版！

加藤家思い出のひき肉レタス包み

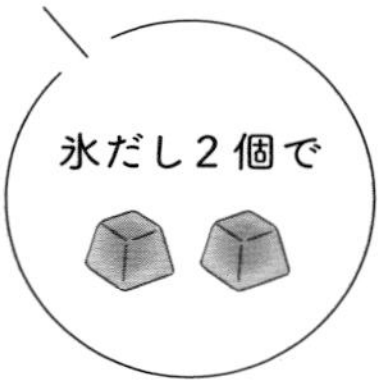

材料（４人分）

セロリ…1/2 本（50g）
紫玉ねぎ…1/4 個
パクチー…30g
ニンニク…4 片
油…大さじ 1
輪切り唐辛子…適量

豚ひき肉…100g
氷だし…２個
ナンプラー…小さじ 1/2
ライム汁…大さじ 1
レタス…適量（1 人分 80g 程度）

作り方

1 セロリは筋を除いて斜め薄切りにし、葉も刻む。紫玉ねぎは薄切り、パクチーは 1cm幅に切る。ニンニクはみじん切りにする。

2 フライパンに油とニンニク、輪切り唐辛子を入れて炒め、香りがしてきたらひき肉を入れてほぐしながらポロポロになるまで炒め、セロリを入れてしんなりするまで炒め合わせる。

3 氷だしとナンプラーを入れて、味がなじむまで炒めたら火を止め、紫玉ねぎとパクチー、ライム汁を入れて混ぜ合わせ、器に盛りつける。レタスを添えて、巻きながらいただく。お好みでライムをしぼる。冷たくても温かくてもおいしい。

ストレス解消　食欲増進　疲労回復　便秘解消　免疫力アップ

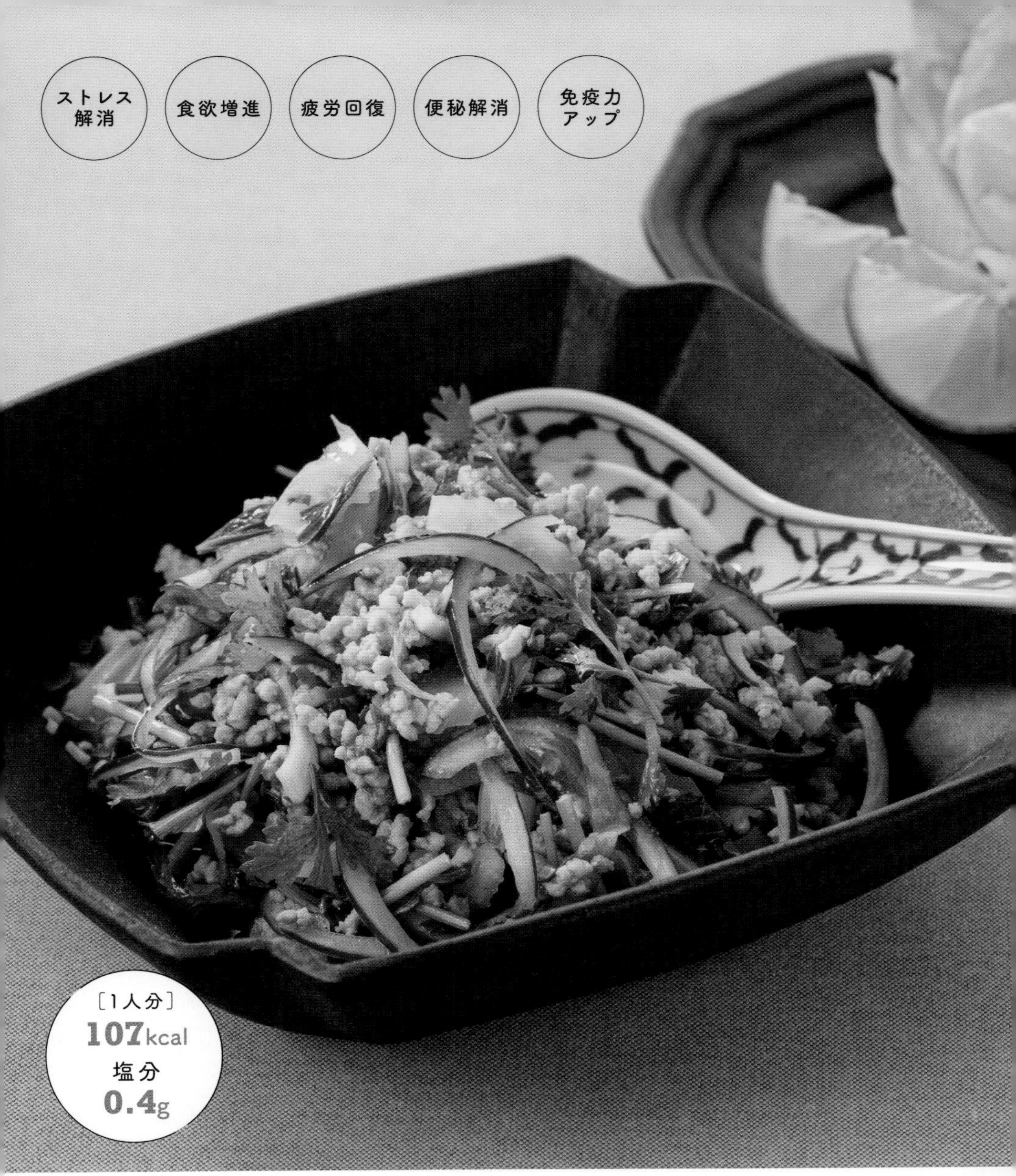

［1人分］
107kcal
塩分
0.4g

Point

単調になりがちな減塩食でも、アジア風のメニューも作れます。
セロリやライム汁、パクチーなどをたっぷり使いましょう。

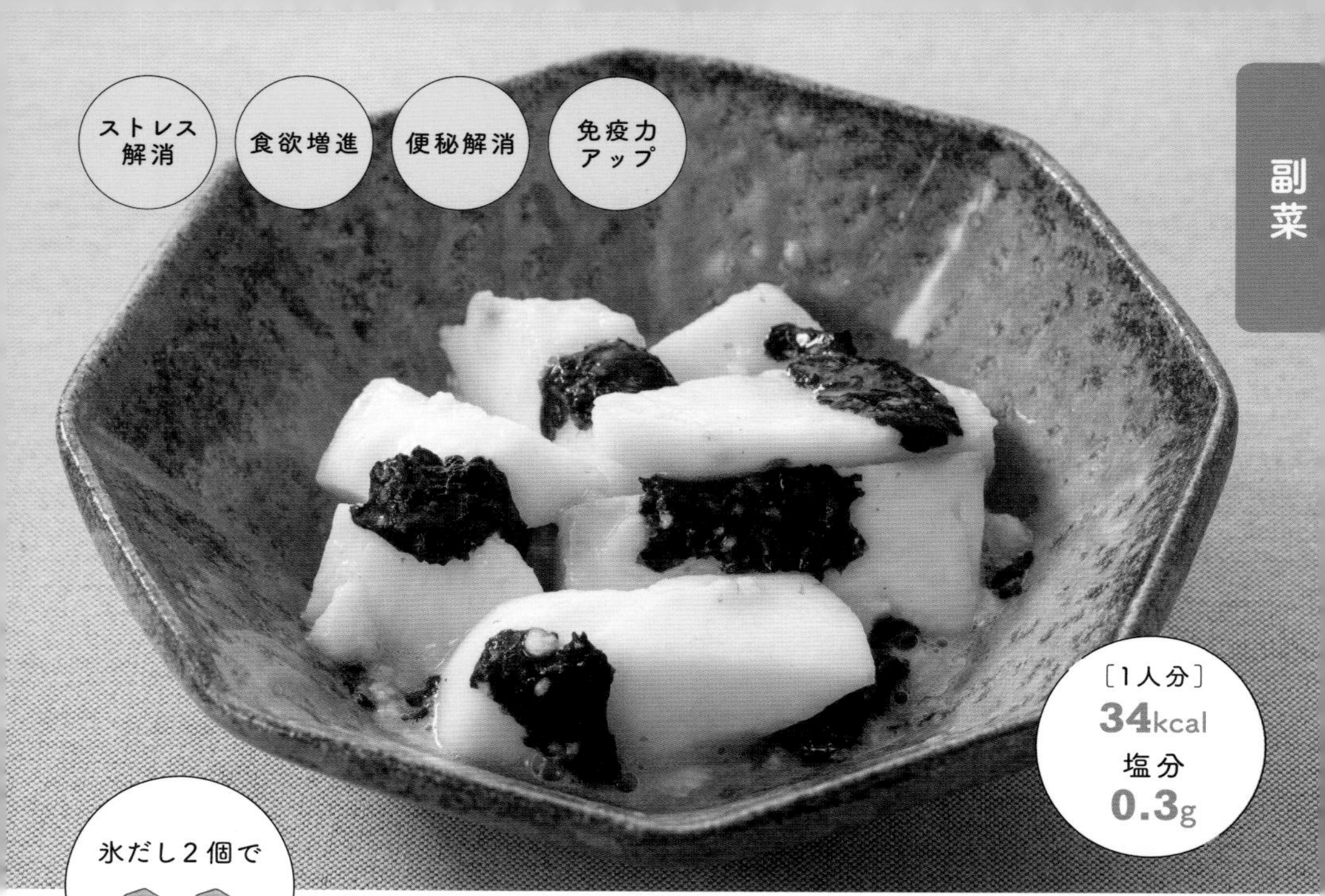

ストレス解消　食欲増進　便秘解消　免疫力アップ

〔1人分〕
34kcal
塩分
0.3g

氷だし２個で

袋クッキングで片づけラクラク！

長芋のカンタンわさび漬け

材料（４人分）

長芋…150g
わさび…大さじ 1/2
氷だし…2 個
のり…1 枚

作り方

1 長芋は皮をむいてポリ袋に入れ、綿棒や瓶などでたたいて食べやすいサイズに割る。わさびと氷だしを入れてモミモミする。

2 食べる直前に、のりをちぎってざっくり混ぜる。

Point
長芋はたたかずに、5mm 幅の半月切りや、スティック状に切って漬け込んでも OK です。

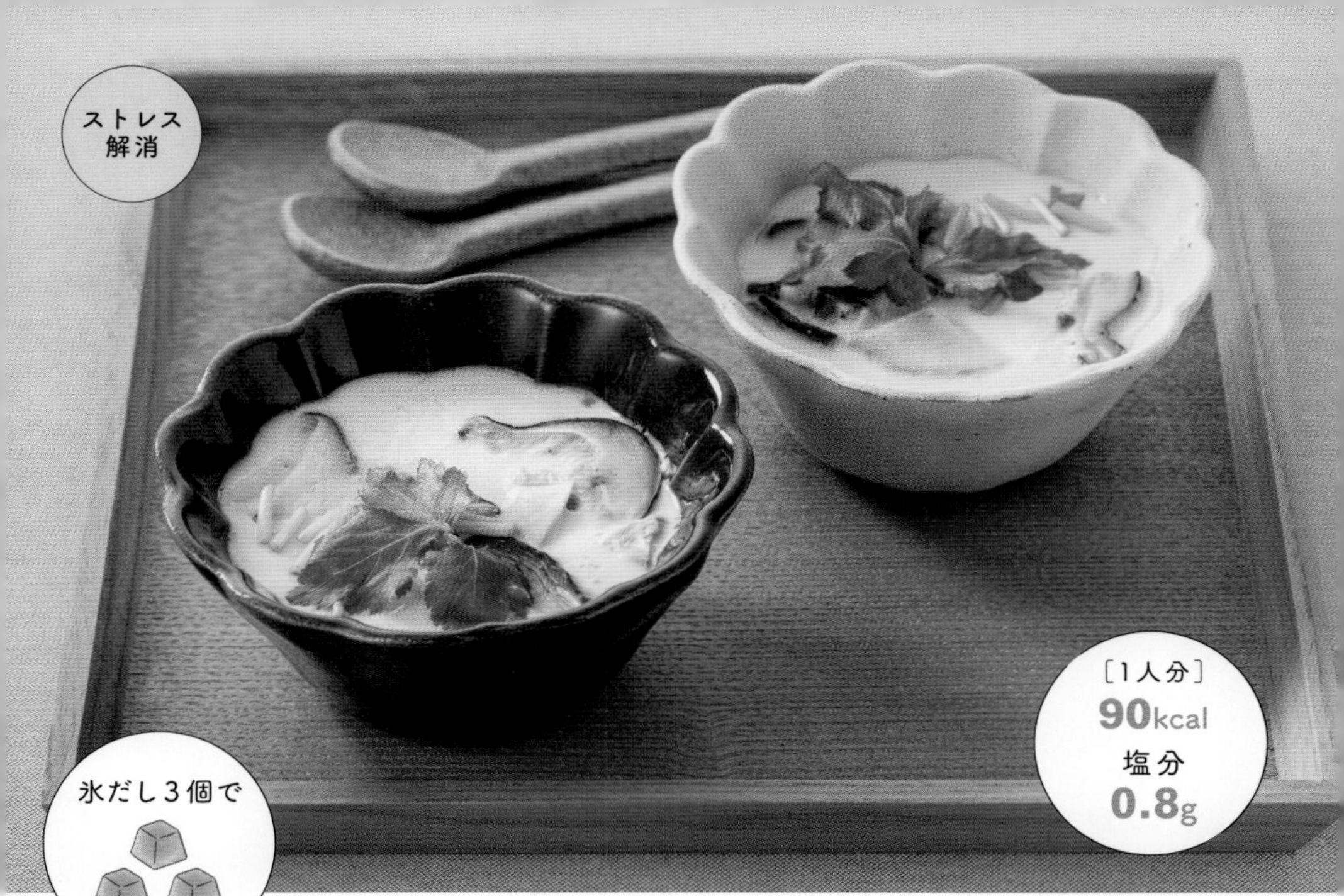
ストレス解消
〔1人分〕
90kcal
塩分
0.8g
氷だし3個で

蒸し器がなくても簡単にできる！

フライパンでいい湯だな♪茶碗蒸し

材料（2人分）

卵…1個
氷だし…3個
「 水…80cc
A 干ししいたけのスライス…2g
∟ しょうゆ…小さじ1/2
鶏もも肉…30g
三つ葉…適量

作り方

1 卵はしっかりと溶きほぐす。氷だしを溶かして**A**（干ししいたけのスライスはそのまま入れてよい）と卵を混ぜ合わせる。

2 鶏もも肉を1cm角に刻み、耐熱容器に入れ、**1**を流し入れる。

3 フライパンや鍋にキッチンペーパー1枚を敷き、**2**を置き、耐熱容器の2/3程度が浸かるまで水を入れて中火で沸騰させる。沸騰したら蓋をして弱火で8分蒸す。全体が固まったら取り出して、刻んだ三つ葉を散らす。

Point
竹串を刺して生の卵液がついてこなければ蒸し上がり。まだの場合は2分ずつ延長して。固まらないときは火力を上げましょう。

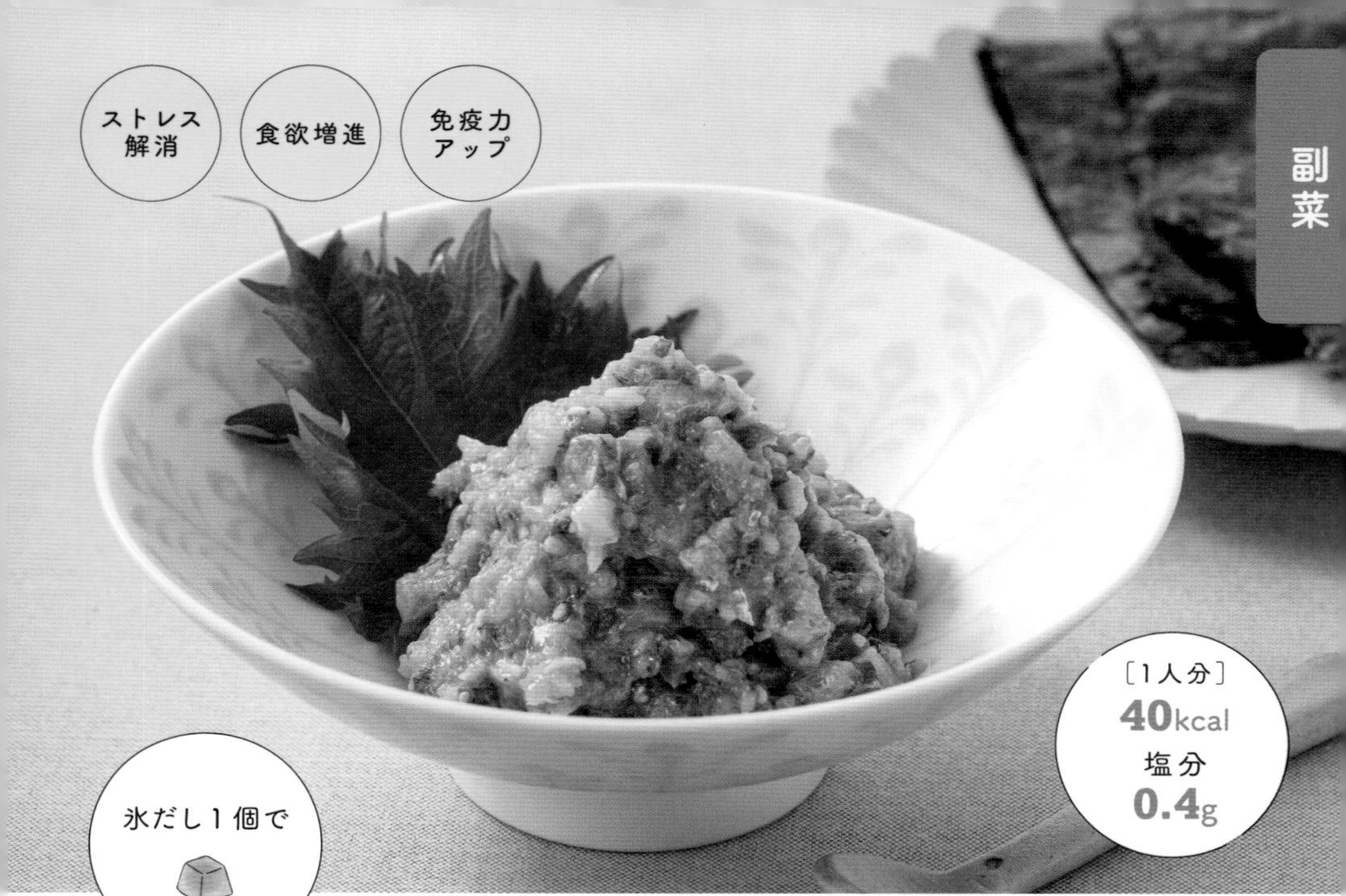

ストレス解消

食欲増進

免疫力アップ

〔1人分〕
40kcal
塩分
0.4g

氷だし1個で

大葉やのりで巻いて食べよう

薬味たっぷり！　あじのなめろう

材料（2人分）

あじ（新鮮なもの。刺身または三枚おろしで皮除きをしたものでもよい）…50g（約1尾分）
大葉…3枚
小ねぎ…2本
みょうが…1個
おろししょうが…小さじ1/2
しょうゆ…小さじ1/4
みそ…少々（1g）
氷だし…1個
のり…1枚

作り方

1 あじは細かくたたくように刻む。大葉、小ねぎ、みょうがは、ある程度細かく刻み、あじと合わせてさらに、包丁でたたいて混ぜる。全体がねっとりとしてくるまで、包丁の腹でときどきなじませながら確認する。

2 **1**におろししょうが、しょうゆ、みそ、溶かした氷だしを加え、よく混ぜて完成。あれば大葉を器の上に敷いてなめろうを盛りつけ、巻きやすく切ったのりを添える。

Point
みそを混ぜることで、味に深みが出ます。ねっとりするまで包丁でたたいて混ぜましょう。

第5章

おいしく食べて
健康でいられる！
綾菜流「万能 氷だし」
減塩レシピ

ごはんもの＆汁もの

しっかりした味を感じられるごはんものから
減塩食で避けがちな汁ものまで
安心して食べられるレシピが満載！

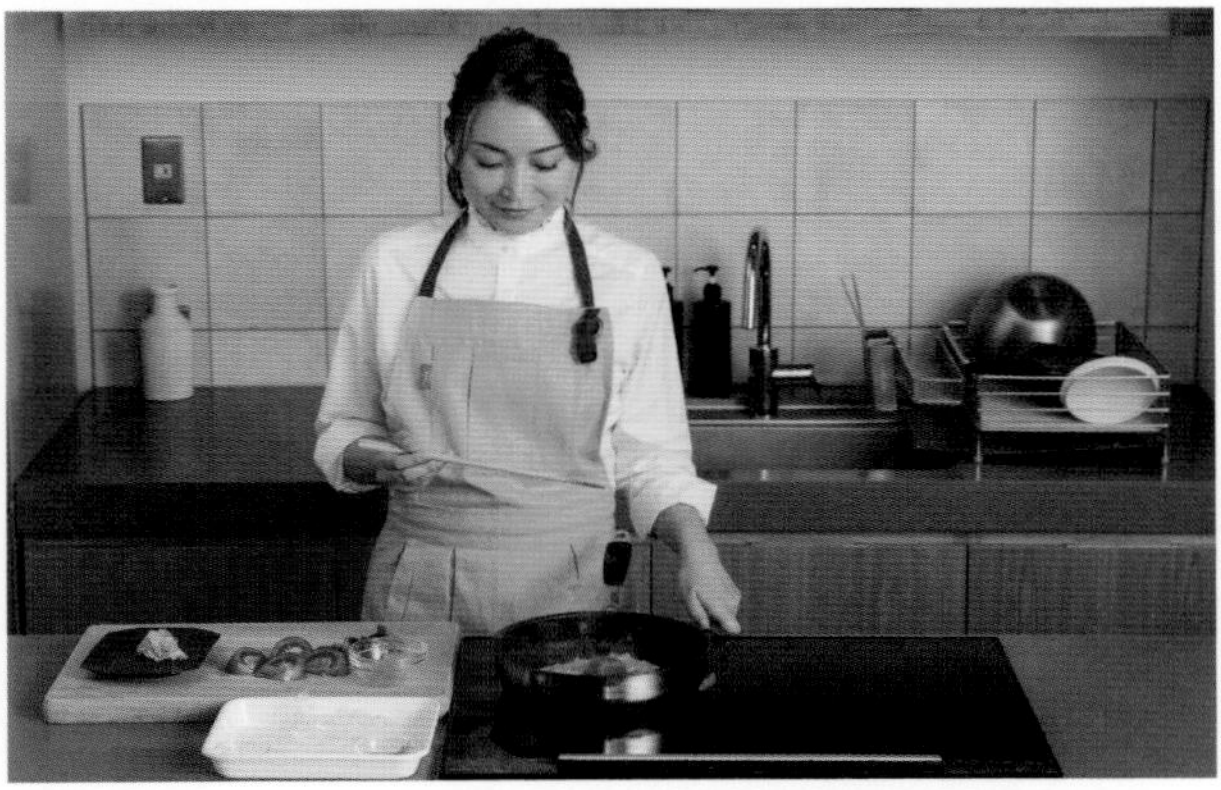

▲みんな大好き！ コスパも最高！▲

減塩親子丼

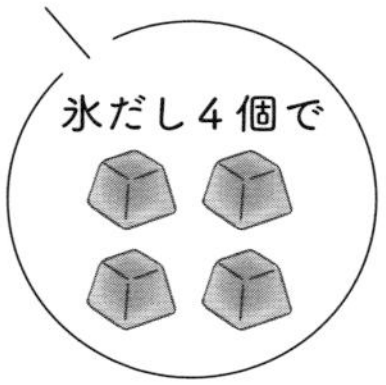

材料（2人分）

三つ葉…4本
鶏もも肉…60g
氷だし…4個
しょうゆ…小さじ2/3
水…大さじ4
卵…3個
ごはん…400g
粉山椒…適量
刻みのり…適量

作り方

1 三つ葉の葉はつみ取り、茎は1cm幅に切る。鶏もも肉は1.5cm角に切る。

2 氷だしを溶かし、しょうゆと水を混ぜて、煮汁を作る。卵は別のボウルに溶きほぐす。ごはんに山椒を混ぜて器に盛る。

3 小さめのフライパンに、鶏もも肉と**2**の煮汁を入れて弱～中火で煮込み、鶏肉を返しながら火を通す。火が通ったら弱火にして卵液を流し入れる。

4 蓋をして好みのかたさになったら火からおろし、ごはんにかけて三つ葉と刻みのりを散らす。

ストレス解消　食欲増進

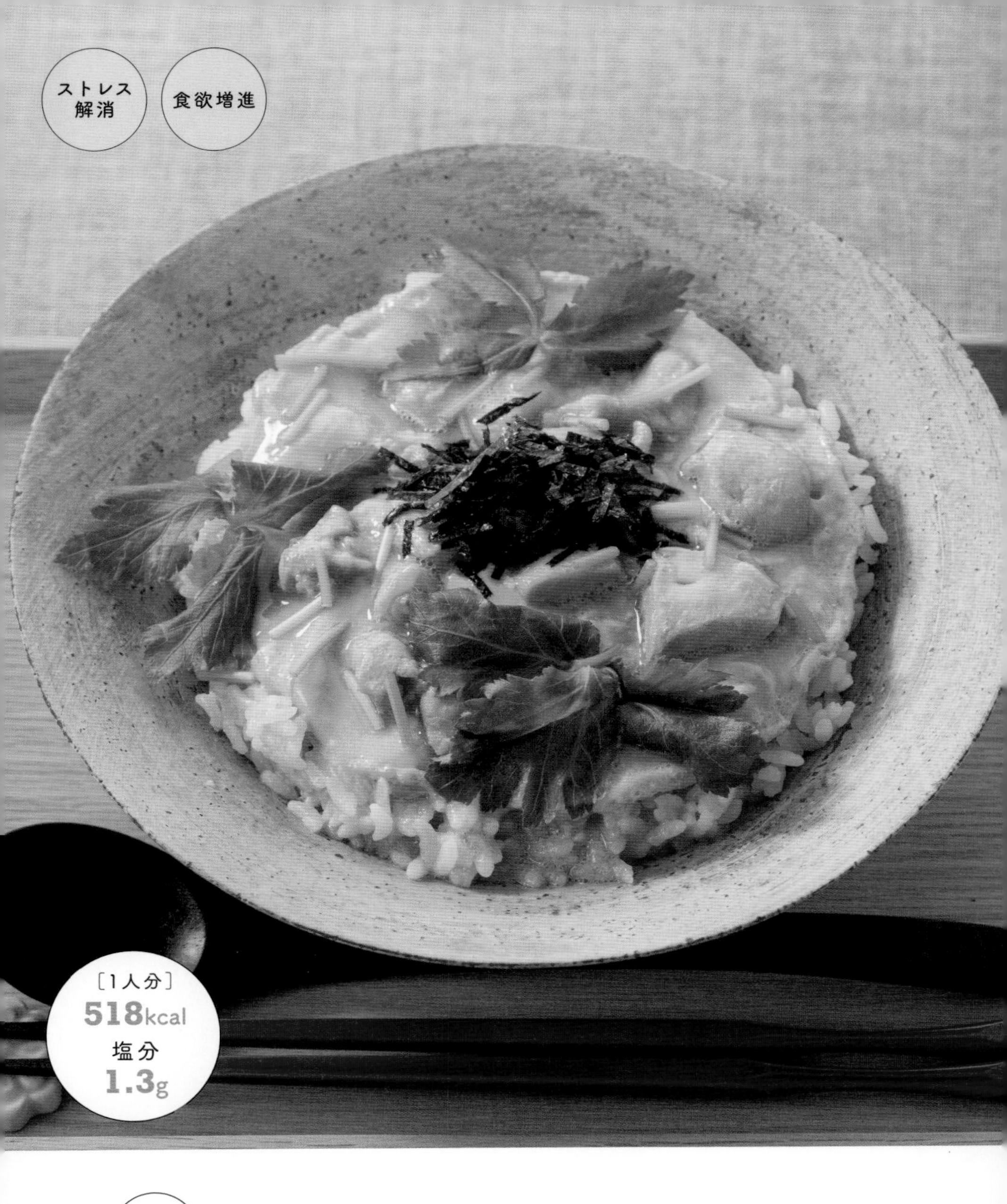

［1人分］
518kcal
塩分
1.3g

Point

親子丼の具は、1人分ずつ作っても、まとめて人数分作ってもOKです。フライパンに残っただしもごはんの上にかけて。

さやごと炊いて、香り高く仕上げる

枝豆と鶏肉の炊き込みごはん

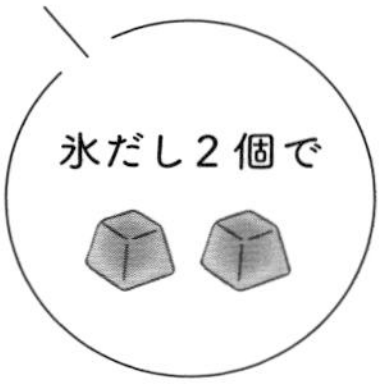

材料（6人分）

とうもろこし…1本
枝豆（さやつき生）…100g
鶏もも肉…100g
米…2合
塩…小さじ1/3
粗びきこしょう…小さじ1/2
水…2合（炊飯器の目盛りに合わせる）
氷だし…2個
こしょう…適量（お好みで）

作り方

1 とうもろこしは芯から実を包丁でこそげ取っておく。枝豆はさやごともみ洗いをする。鶏肉は1.5cm角に切る。

2 炊飯釜に洗ったお米を入れ、塩、粗びきこしょう、水を2合の目盛りまで入れ、**1**と氷だしをのせて普通に炊く。

3 炊き上がったら枝豆をさやから取り出し、ざっくりと混ぜる。器に盛り、お好みでこしょうをふる。

食欲増進

便秘解消

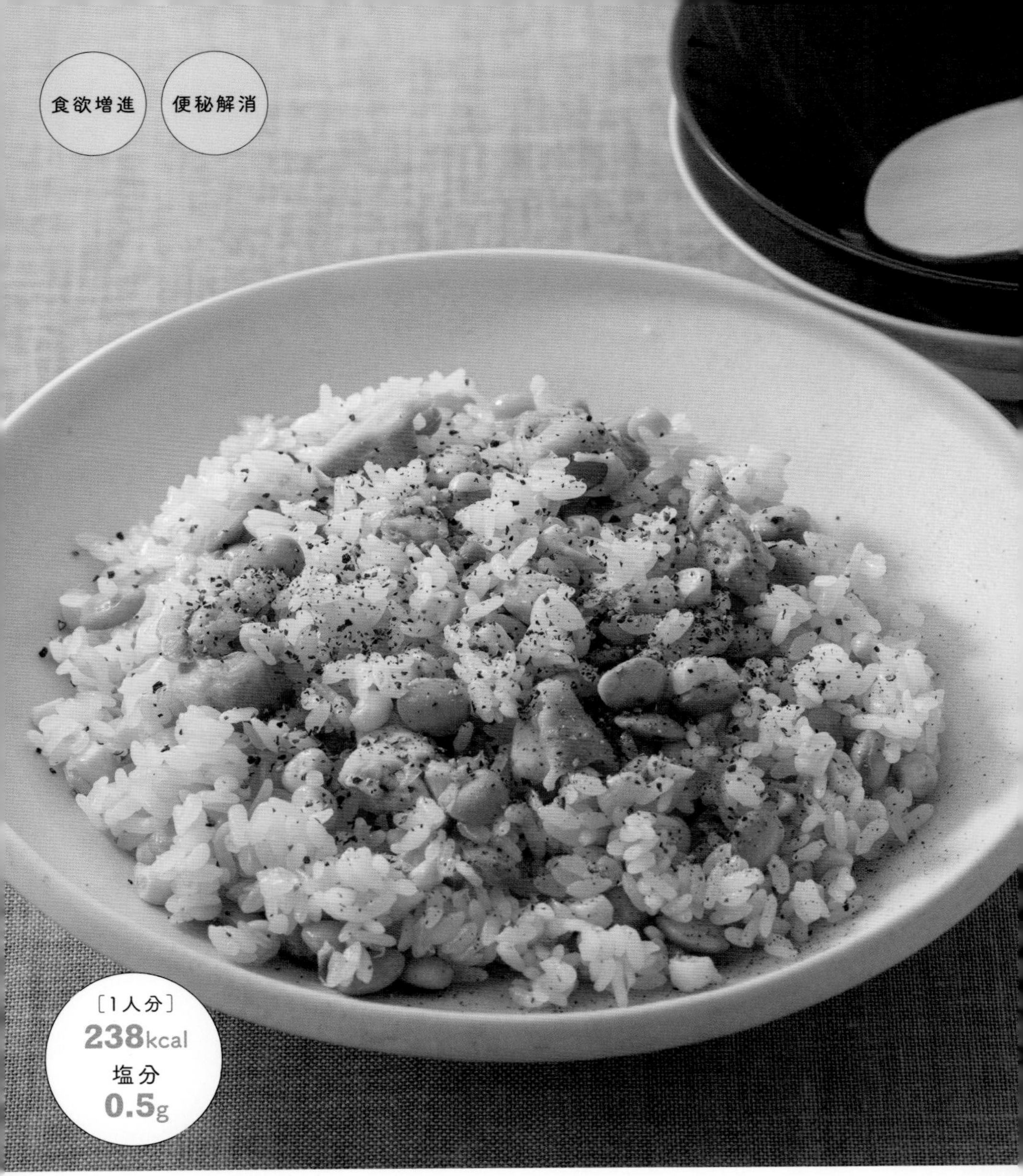

〔1人分〕
238kcal
塩分
0.5g

Point

枝豆は冷凍品でも OK。その場合、加える塩は小さじ 1/4 に減らします。とうもろこしは缶詰で代用も可。その場合は 100g で作りましょう。

寿司酢いらずでパパッとできる

かつおの手ごね寿司

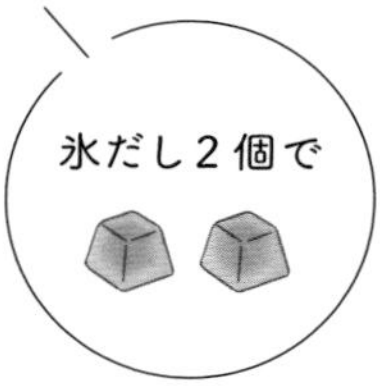

材料（２人分）

ごはん…300g
酢…大さじ１
氷だし…１個
砂糖…小さじ２
かつお…120g
しょうゆ…小さじ 1/2
氷だし…１個
みょうが…１個
大葉…４枚
ごま…小さじ１

作り方

1 温かいごはんに酢、溶かした氷だし１個、砂糖を加えて混ぜ、酢飯を作る。

2 かつおは７㎜幅程度に切り、しょうゆと溶かした氷だし１個を混ぜたものに合わせる。みょうがは小口切りに、大葉は千切りにする。

3 **1** に **2** とごまを指でひねりながら加えてざっくりと混ぜ、器に盛る。もの足りない場合は「めっちゃウマだしがら」や、酢を少し混ぜて調整を。

食欲増進　疲労回復　免疫力アップ

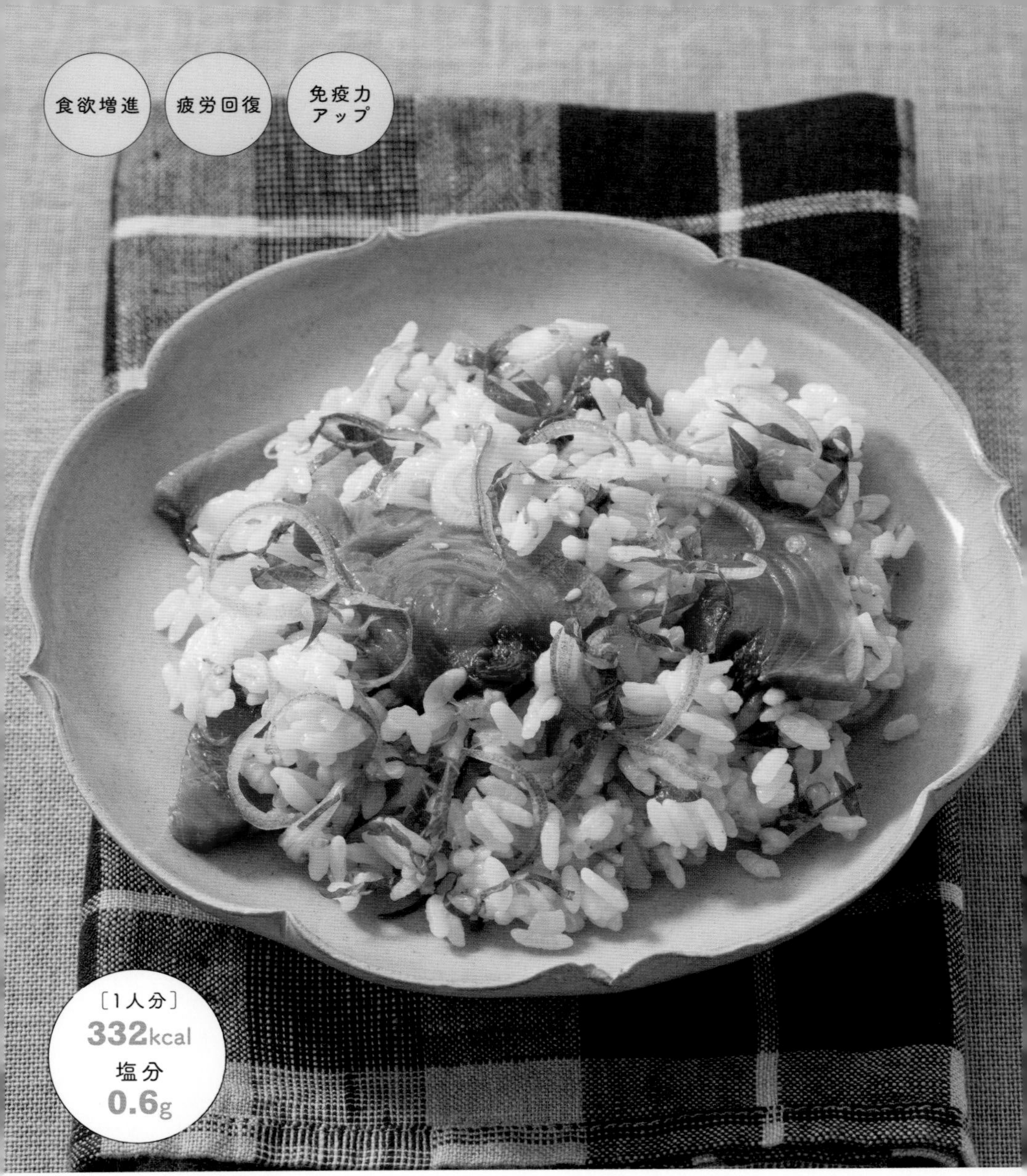

〔1人分〕
332kcal
塩分
0.6g

Point
ごはんが温かいうちに調味料を混ぜれば、事前に寿司酢を作る手間が省けます。あじやまぐろでもおいしく作れます。

◥ 意外な組み合わせでさっぱりいただく ◤

カレー風味のねばねばパスタ

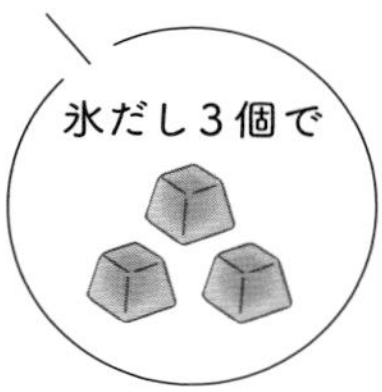

材料（2人分）

氷だし…1個（オクラ用）
オクラ…3本
大葉…4枚
みょうが…1個
小ねぎ…3本
ひきわり納豆…1パック
しょうゆ…小さじ1
スパゲッティ（やや細めがよい）…150g
カレー粉…小さじ2
バター…20g
氷だし…2個（スパゲッティ用）

作り方

1 氷だしは溶かしておく。オクラはゆでて小口切りにし、溶かした氷だしを混ぜる（オクラはスパゲッティをゆでる前の湯でゆでるか、耐熱容器に入れてラップをかけて電子レンジで1分30秒ほど加熱してもOK)。

2 大葉はあらみじんに。みょうがは千切り、小ねぎは小口切りにする。ひきわり納豆はしょうゆと混ぜておく。

3 スパゲッティはゆでて水気をきり、温かいうちにカレー粉とバター、氷だしを混ぜ合わせてなじませ、器に盛る。**1**、**2**をトッピングしたらできあがり。混ぜながらいただく。

ストレス解消　食欲増進　便秘解消　免疫力アップ

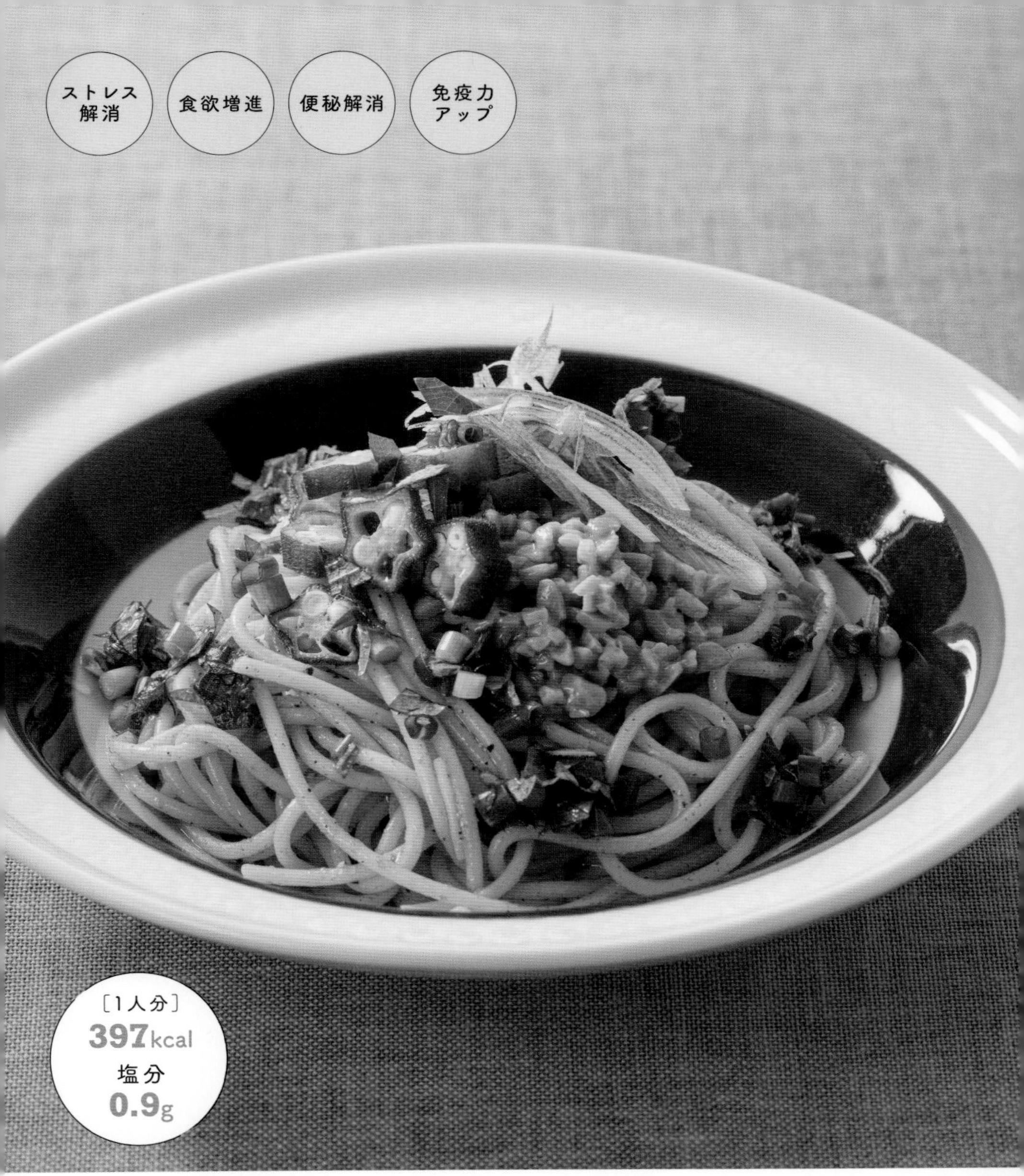

［1人分］
397kcal
塩分
0.9g

Point

オクラや納豆、大葉など和の食材に、ほんの少しカレー風味が加わるだけで、塩なしでゆでたパスタでも合います。

汁まで飲み干せる！　締めに召し上がれ

「ちょっとだけョ♡」キムチ冷麺

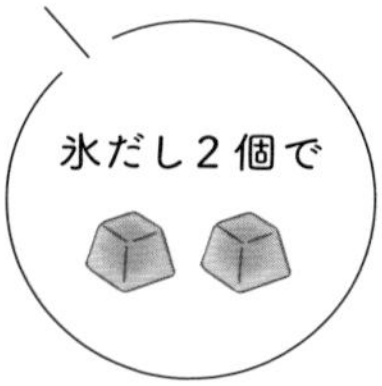

材料（2人分）

きゅうり…1/5本
トマト…小1/4個
長ねぎ…3cm程度
そうめん…1束
白菜キムチ…30g
おろししょうが…1/2片
氷だし…2個
しょうゆ…小さじ1/2

作り方

1 きゅうりは細切りにする。トマトはくし形切りに。長ねぎは白髪ねぎにする。

2 そうめんをゆでてしっかりと水で冷やし、水気をきって器に盛りつける。**1**とキムチを添え、おろししょうがを散らす。

3 氷だしを溶かしてしょうゆを混ぜたつゆをかける。締めに食べる場合は、氷だしをそのまま凍った状態で盛りつけ、その上にしょうゆをかけて、ちょうど締めの頃に溶けた状態でいただいてもOK。

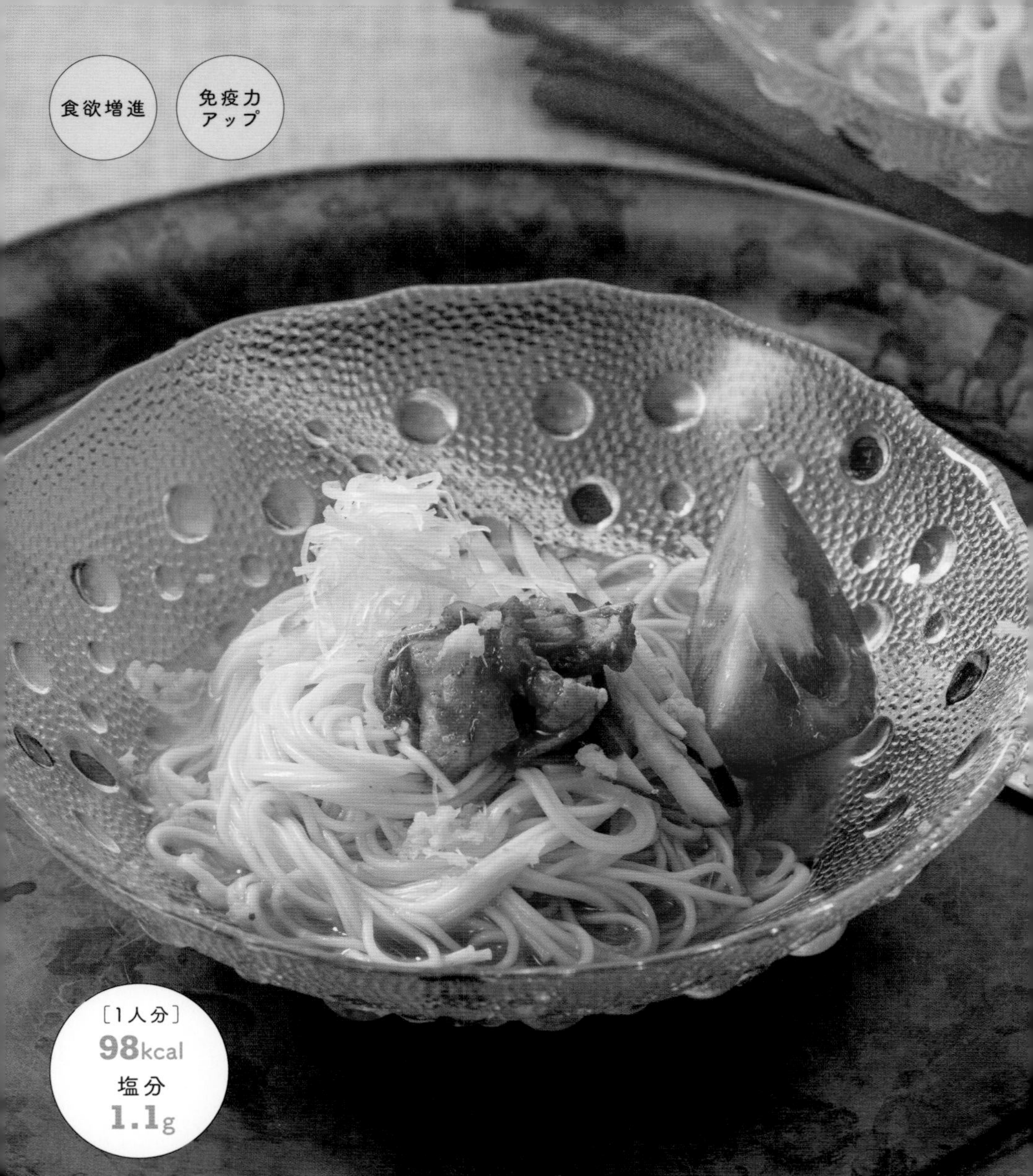
食欲増進
免疫力
アップ
［1人分］
98kcal
塩分
1.1g

Point

そうめん自体に塩分が多いため、調味料では塩分を控えています。この分量で食事の最後に食べてみてください。麺で締めると満足感がありますよ。

便秘解消

免疫力アップ

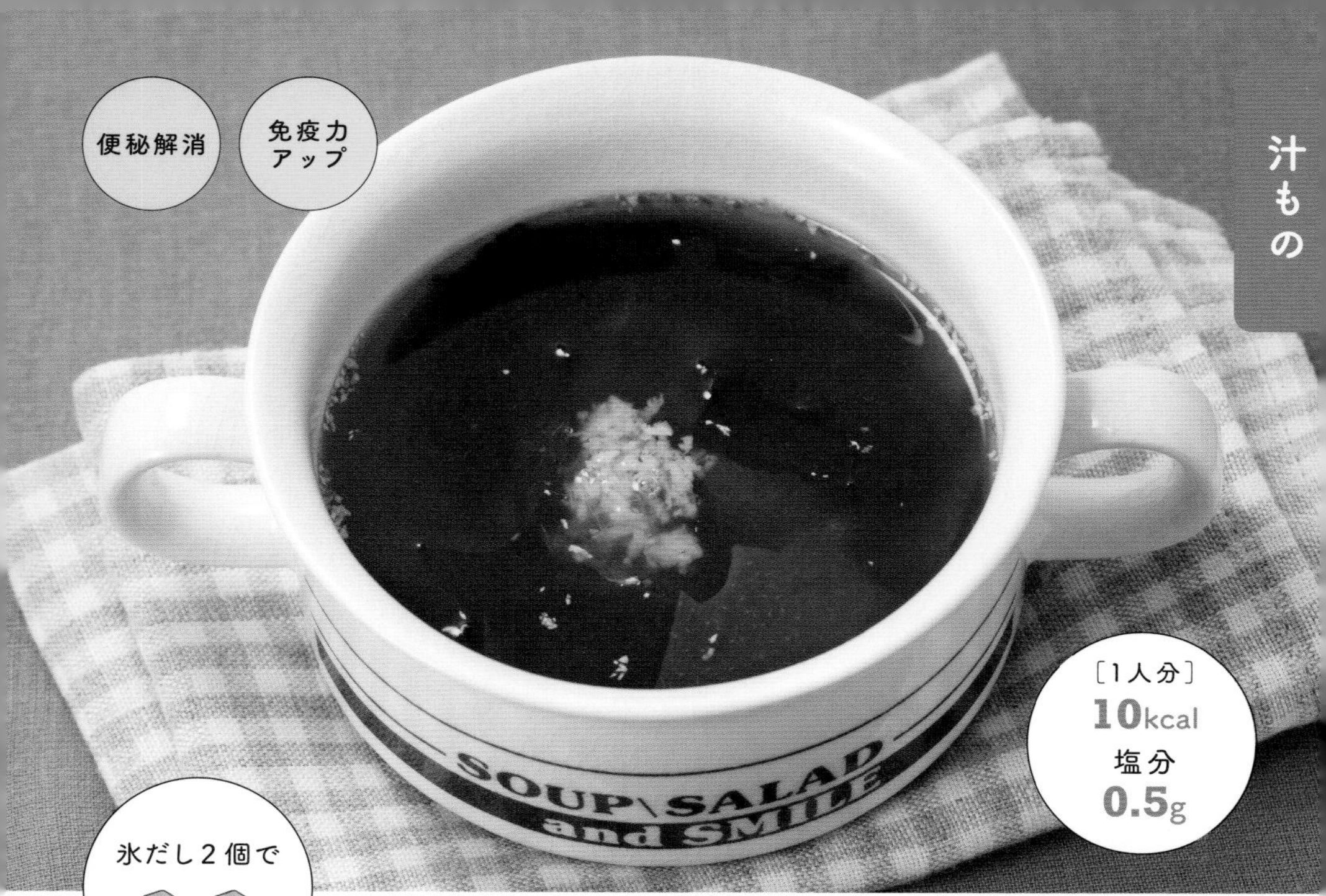

〔1人分〕
10kcal
塩分
0.5g

氷だし2個で

しょうがをきかせて満足感アップ

即席わかめスープ

材料（2人分）

氷だし…2個
乾燥わかめ…小さじ1/2
おろししょうが…小さじ1/2
しょうゆ…小さじ1/3
こしょう…少々
熱湯…1と1/3カップ

作り方

1 スープカップなどの器に、熱湯以外の材料を半量ずつ入れて熱湯を注ぐ。氷だしが溶ければ完成。

Point
おろししょうがを多めに入れることで、塩味が少なくても、おいしいわかめスープが完成します。

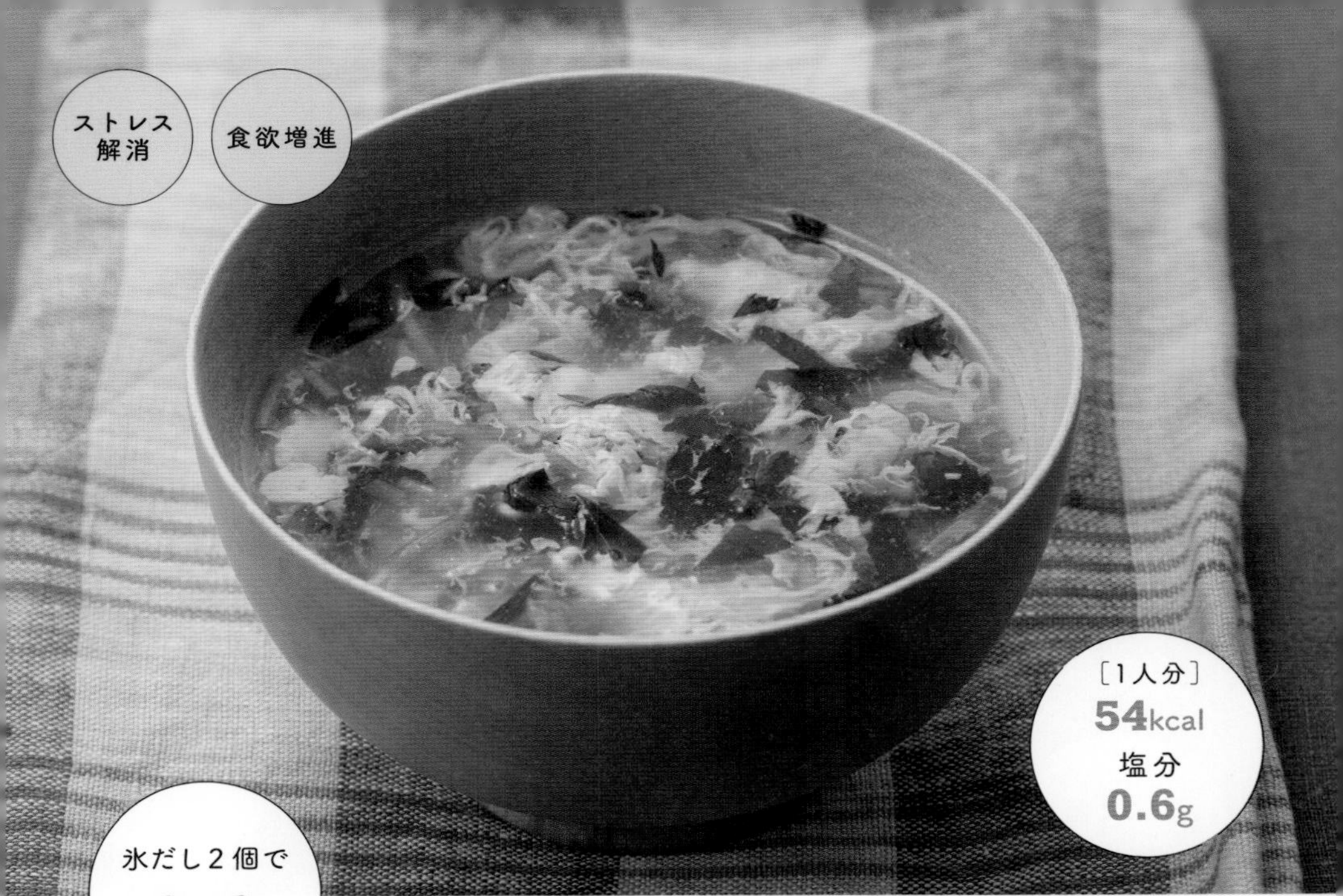

ストレス解消

食欲増進

〔1人分〕
54kcal
塩分
0.6g

氷だし2個で

ふわふわ卵で小腹も満たす

三つ葉香るかきたま汁

材料（2人分）

三つ葉…20g
卵…1個
氷だし…2個
水…1と1/3カップ
片栗粉…小さじ1
しょうゆ…小さじ1/2

作り方

1 三つ葉は1cm幅に切る。卵は溶きほぐしておく。

2 氷だしと水、片栗粉を鍋に入れて混ぜながらひと煮立ちさせ、卵を糸状に入れてふわっと固まってきたら火を止め、三つ葉としょうゆを入れて完成。お好みでこしょう（分量外）を加えても。

3 摂取カロリーを増やしたい人は、「めっちゃウマだしがら」も足しながらどうぞ。

Point

たっぷりの三つ葉の香りでいただく汁ものです。卵は煮立ったところに糸状に入れるとふんわり広がります。

食欲増進　疲労回復　便秘解消

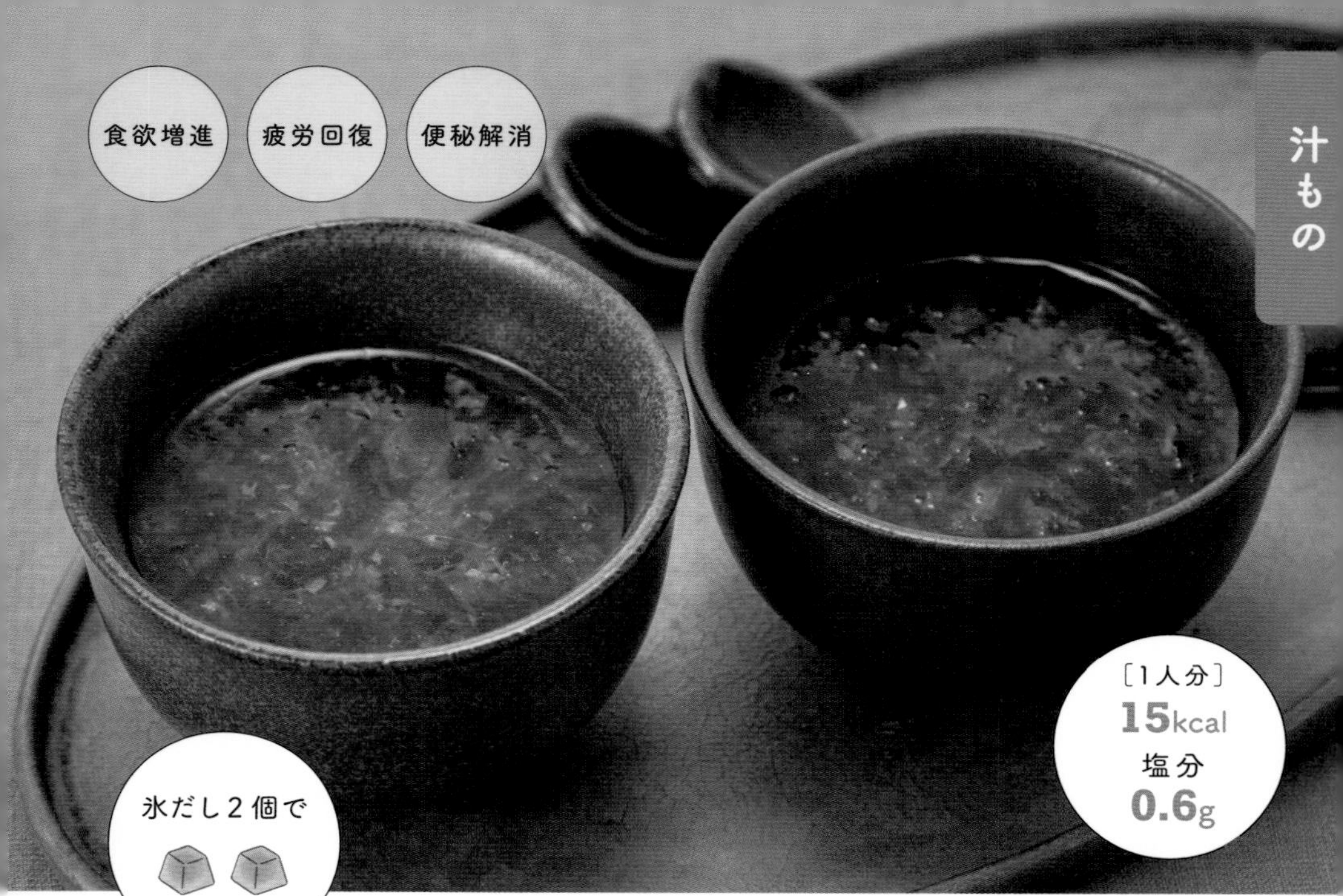

［1人分］
15kcal
塩分
0.6g

氷だし2個で

食前に飲みたいあったかお汁

とろ〜り青さのりと大根おろしのお吸いもの

材料（2人分）

大根…50g
水…3/4カップ
氷だし…2個
青さのり（乾燥）…3g
しょうゆ…小さじ1/3

作り方

1 大根はすりおろして水分ごと、水と氷だしと一緒に鍋に入れて1分ほど煮る。大根汁を煮込むと甘みが出てくる。

2 青さのりとしょうゆを入れて混ぜたら火を止めて完成。

Point

青さのりがとろりと温かく、食前に飲むことで胃腸を温めて消化を助けてくれます。

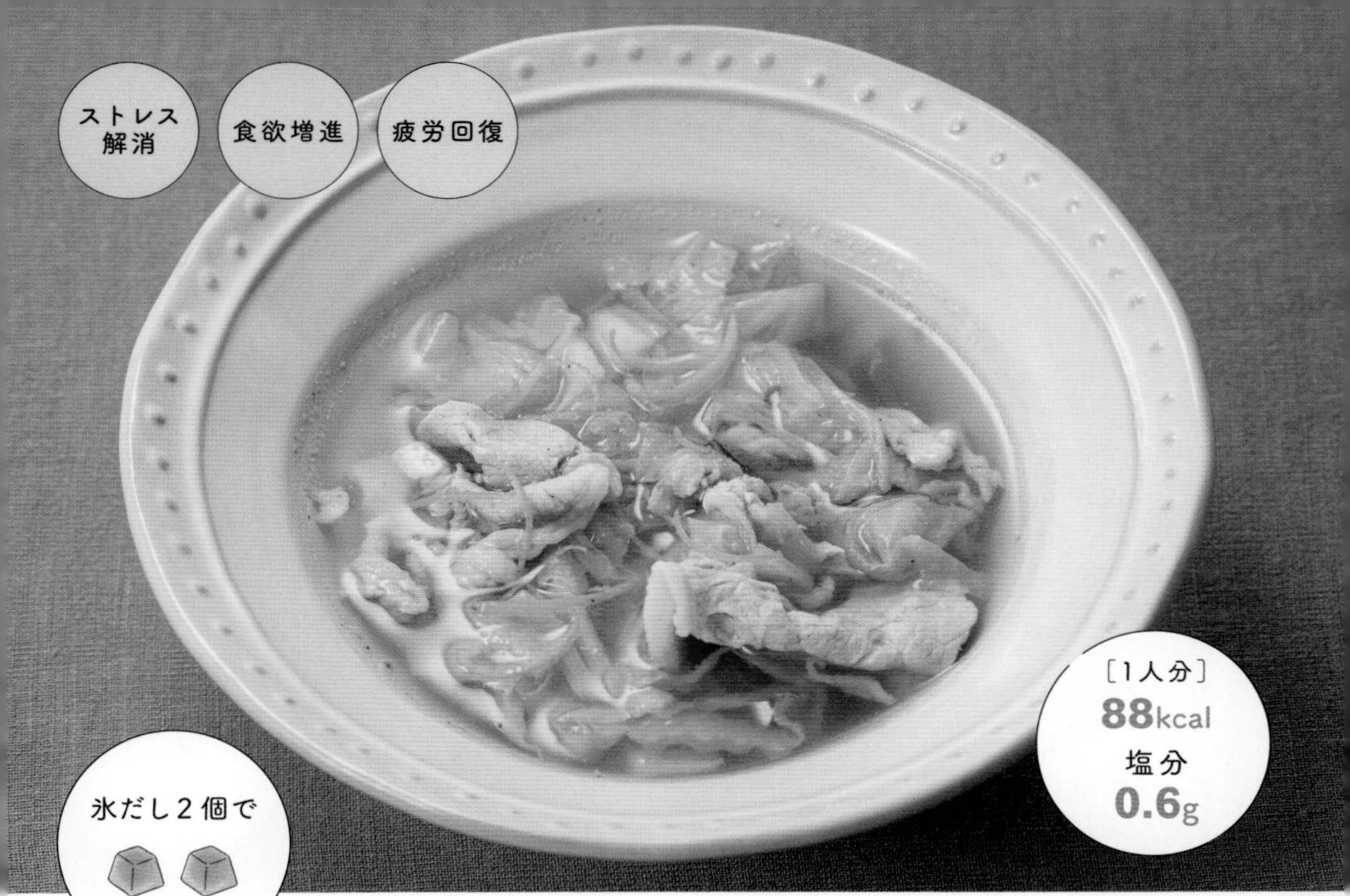

ストレス解消　食欲増進　疲労回復

［1人分］
88kcal
塩分
0.6g

氷だし２個で

野菜と肉もとれる副菜的汁もの

ゆず風味の白菜と豚肉のスープ

材料（２人分）

白菜…60g
ゆずの皮…適量
水…1 と 1/3 カップ
氷だし…２個
豚バラしゃぶしゃぶ肉…40g
酢…小さじ 1
ゆず果汁…小さじ 1
しょうゆ…小さじ 2/3

作り方

1 白菜は繊維に逆らって 1㎝幅に切るか、ちぎっておく。ゆずの皮は千切りに。

2 鍋に水と氷だしを入れてひと煮立ちさせ、白菜と豚肉を入れて火を通す。

3 火を止めたら、酢、ゆず果汁、しょうゆを入れて器に盛り、ゆずの皮を散らす。

Point
おかずがたくさん食べられないときにもおすすめのスープ。ゆずと酢を入れることで、さっぱりいただけます。

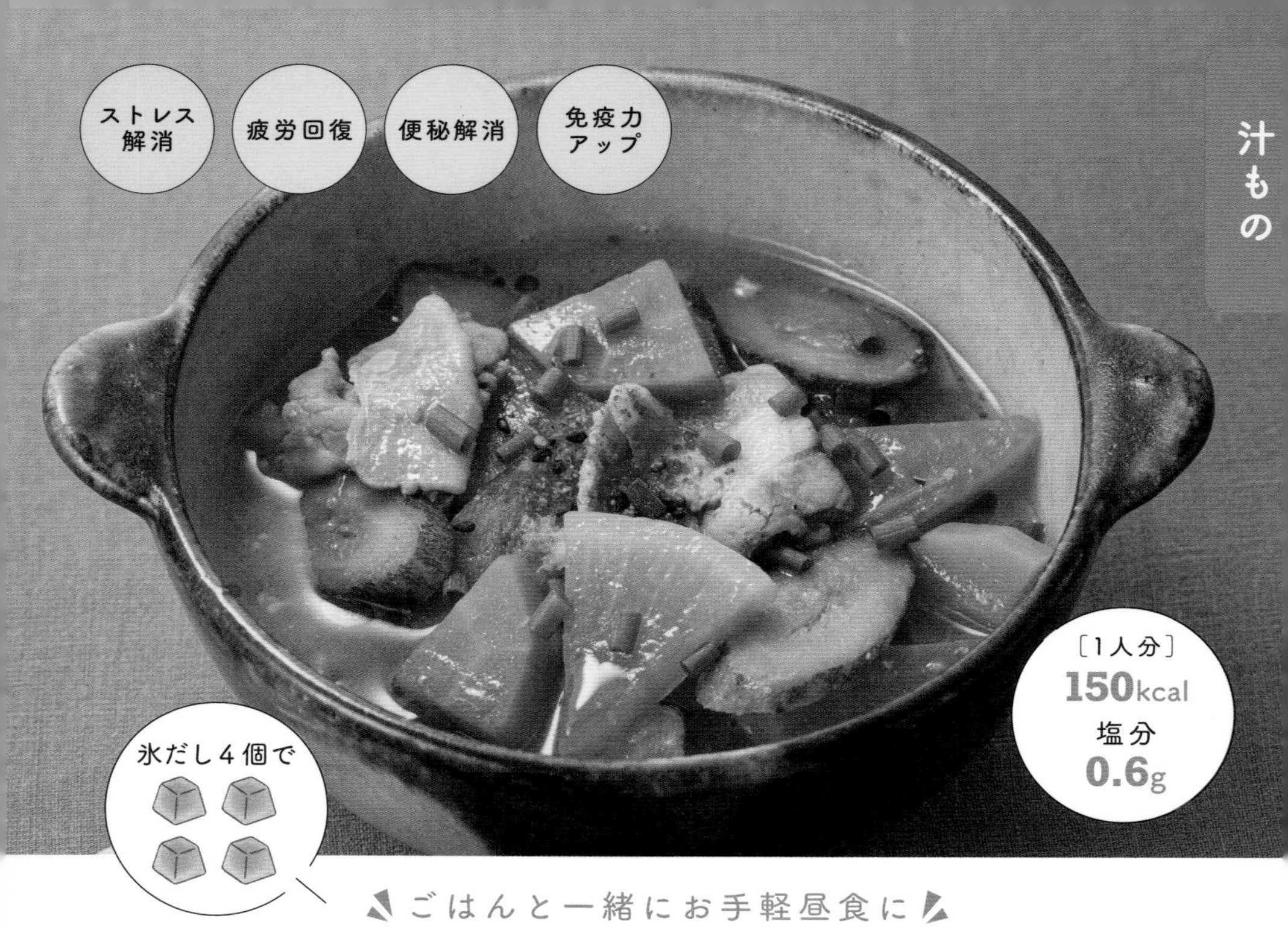
ストレス解消
疲労回復
便秘解消
免疫力アップ
［1人分］
150kcal
塩分
0.6g
氷だし4個で

ごはんと一緒にお手軽昼食に

具だくさんだョ！　全員集合豚汁

材料（4人分）作りやすい分量

大根…150g
にんじん…1/3本
豚バラ薄切り肉…100g
ごぼう…50g
ごま油…大さじ1
氷だし…4個
水…2カップ
みそ（赤だし・白みその2種）
…各小さじ1
七味、小ねぎ…適量（お好みで）

作り方

1 大根とにんじんは皮つきのままで5㎜の厚さのいちょう切りに。豚肉は大きければ3㎝幅に切る。ごぼうは泥を落として、皮つきのまま斜め薄切りにして水でさっと洗う。

2 鍋にごま油を熱して豚肉を炒め、色が変わってきたら大根、にんじん、ごぼうを入れて炒める。油が回ったら氷だしと水を入れ、蓋をして中火でひと煮立ちさせ、弱火で15分ほど煮る。

3 食材に火が通ったら火を止めてみそを溶き入れ、冷蔵庫で冷やす。食べるときに温めて器に盛りつけ、あれば七味や小ねぎを飾る。

Point

じっくり弱火で煮込むことで、素材からのうま味をしっかり引き出します。一度冷やすことで、味が濃く感じられます。

第6章

健康寿命を長く延ばす運動

高齢者の心身の機能が衰え始める状態〝フレイル〟。
健康的な食事に加え、カンタンな運動で
心身ともに健康になりましょう。

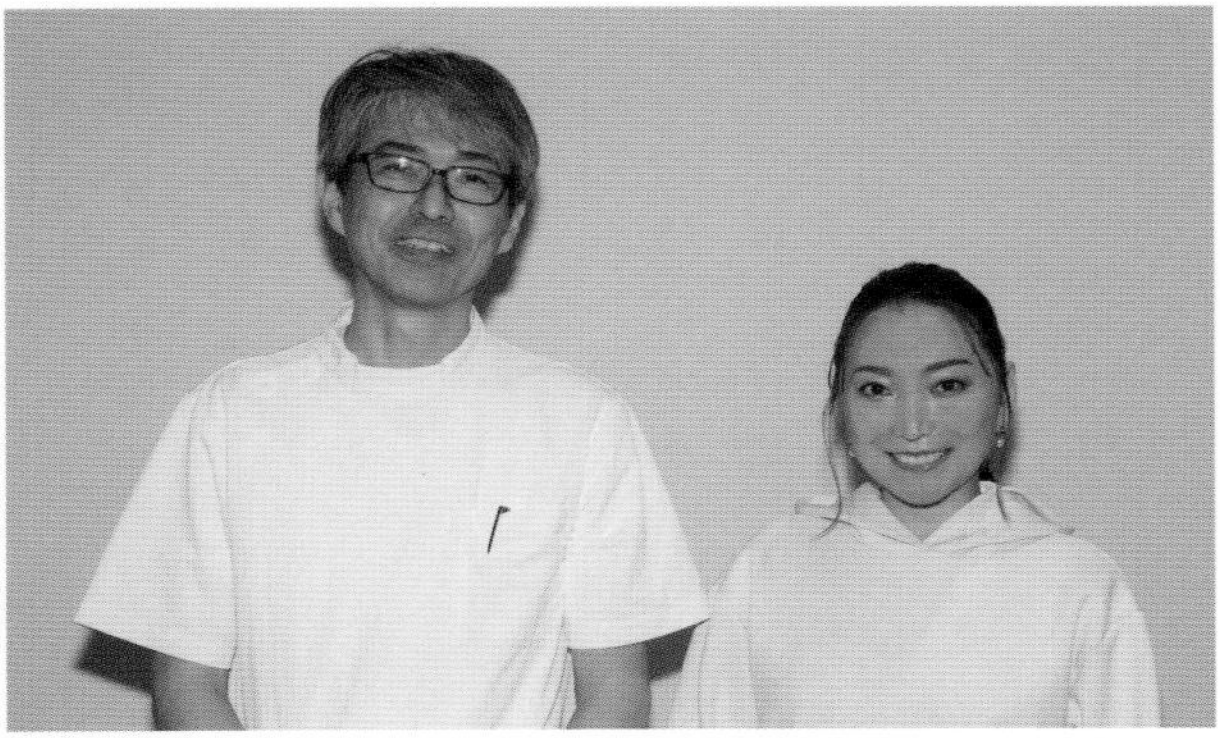

教えてくれる人
国立研究開発法人 医薬基盤・健康・栄養研究所
身体活動研究部 部長／栄養・代謝研究部 部長
小《お》野《の》玲《れい》先生

〝フレイル〟って何ですか？

加齢とともに心身の機能（運動能力や認知機能など）が低下し、健康と要介護の中間にあるような、心身の機能が衰え始める状態を〝フレイル〟と言います（２０１４年、日本老年医学会提唱）。〝フレイル〟は高齢期のさまざまな生活の場面で、単独ではなく複数重なるように起こるのが特徴です。小野先生に、具体的にどのような状態なのかを聞いてみました。

小野先生　フレイルは４つに分類されます。まず、疲れやすくなったり、体重の減少や歩行速度が低下する〝身体的フレイル〟。次に人付き合いが減ったり、閉じこもり気味になる〝社会的フレイル〟。そして判断力や認知能力が低下する〝認知的（心理的）フレイル〟、滑舌《かつぜつ》が悪くなったり、食べるときにむせやすくなる〝オーラルフレイル〟があります。

いずれも早く発見することができれば、筋力トレーニングやバランストレーニングなどで、かなり改善できるということがわかっています。

どのケースにも言えるのは、運動することがとても大切だということ。要介護にならないためにも、毎日少しずつでも運動して、元気なうちから習慣にしましょう。

"フレイル"チェックテスト

はい・いいえのどちらかを選んでください

1 バスや電車で１人で外出していますか …… はい・いいえ
2 日用品の買い物をしていますか …… はい・いいえ
3 預貯金の出し入れをしていますか …… はい・いいえ
4 友人の家を訪ねていますか …… はい・いいえ
5 家族や友人の相談にのっていますか …… はい・いいえ
6 階段を手すりや壁をつたわらずに昇っていますか …… はい・いいえ
7 椅子に座った状態から何もつかまらずに立ち上がっていますか …… はい・いいえ
8 15分ぐらい続けて歩いていますか …… はい・いいえ
9 この１年間に転んだことがありますか …… はい・いいえ
10 転倒に対する不安は大きいですか …… はい・いいえ
11 ６カ月間で２～３kg以上の体重減少はありましたか …… はい・いいえ
12 BMIは18.5未満ですか …… はい・いいえ
※BMI＝体重（kg）÷身長（m）÷身長（m）
（例）身長160cm、体重50kgの場合　50 ÷ 1.6 ÷ 1.6 = 19.5
13 半年前に比べて固いものが食べにくくなりましたか …… はい・いいえ
14 お茶や汁物等でむせることがありますか …… はい・いいえ
15 口の渇きが気になりますか …… はい・いいえ
16 週に１回以上は外出していますか …… はい・いいえ
17 昨年と比べて外出の回数が減っていますか …… はい・いいえ
18 周りの人から「いつも同じことを聞く」などの物忘れがあると言われますか …… はい・いいえ
19 自分で電話番号を調べて、電話をかけることをしていますか …… はい・いいえ
20 今日が何月何日かわからない時がありますか …… はい・いいえ
21 （ここ２週間）毎日の生活に充実感がない …… はい・いいえ
22 （ここ２週間）これまで楽しんでやれていたことが楽しめなくなった …… はい・いいえ
23 （ここ２週間）以前は楽にできていたことが今ではおっくうに感じられる …… はい・いいえ
24 （ここ２週間）自分が役に立つ人間だと思えない …… はい・いいえ
25 （ここ２週間）わけもなく疲れたような感じがする …… はい・いいえ

［あなたのフレイル評価は？］

赤の文字で選んだ数が、

０個	１～３個	４～６個	７個
今のところフレイルの心配はありません。これからも活き活きと過ごせるよう今の生活を維持しましょう。	現在はフレイルの心配はありませんが、次のページを参考にしながら改善に努めましょう。	少しずつフレイルの兆候が出始めているかもしれません。次のページを参考に、これ以上該当項目が増えないようにしましょう。	既にフレイルになっているかもしれません。次のページを参考に、できることから今すぐ始めましょう。

（出典：大阪府HP「働く世代からのフレイル予防」）

“フレイル”を予防する4つのポイント

1「運動」で予防する

▶ P121 ～の運動をやってみよう！

毎日の運動で、筋肉を強化しましょう。

❶ 回数はつらいと感じるまでやりましょう。（限界までやらない！）

❷ 週3回、できれば毎日続けるとより効果的です。

❸ 呼吸を止めないで。

❹ 体調の悪いときは無理をしないで！

2「食事」で予防する

フレイル予防でも食事は重要。筋肉のもとになるたんぱく質を多くとりましょう。

1日1回は、

主食
ごはん・パン・麺

主菜
肉・魚・卵・大豆製品

副菜
野菜・きのこ・いも・海藻料理

を組み合わせた食事を意識しましょう。

3「健口(けんこう)」で予防する

舌やその周りの筋肉が衰えることで、食事でむせたり、咀しゃくが難しくなったり、話しにくくなったりします。予防のためには、「パ」「タ」「カ」の発声が重要です。「くちびるや舌をよく動かすこと」と覚えておきましょう。

［パタカ発声］

できるだけ速くはっきりと声を出しながら、続けて5秒発音します。

「パパパ……」
「タタタ……」
「カカカ……」

※歌ったり、詩を朗読したり、早口言葉も効果的です。
※セルフケアに加えて、定期的に歯科健診を受けましょう。

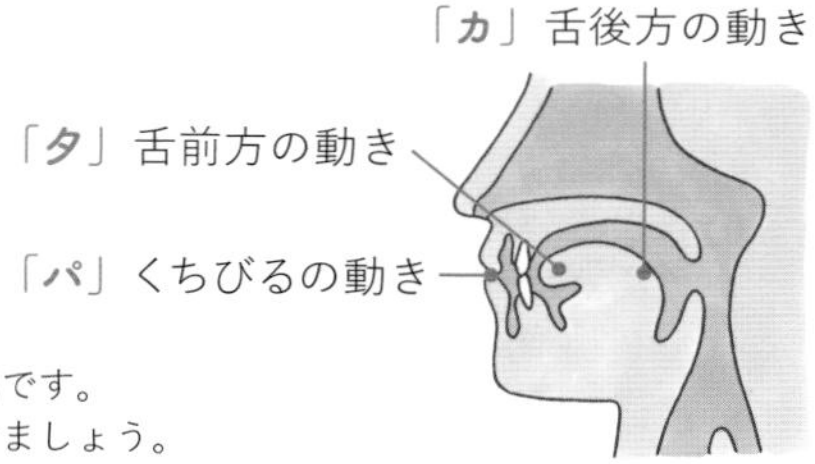

4「つながり」で予防する

1日10分（＋10分）、人とのつながりをもつことを心がけましょう。まずは自分ができること、興味があることから始めてみましょう！

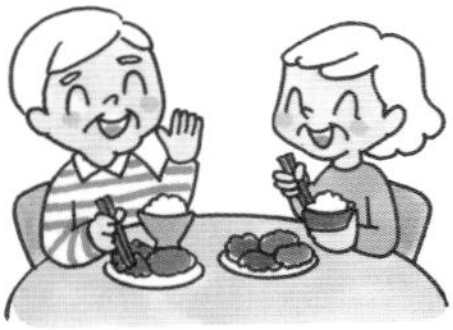

家の中
知り合いとの電話
家族との会話・挨拶・食事

自宅近隣／生活圏
散歩
買い物

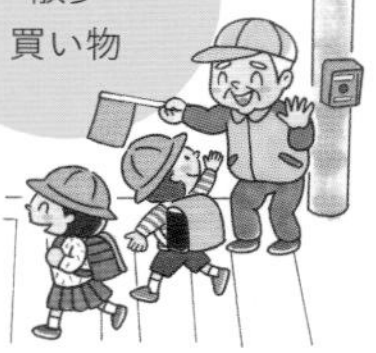

地域
地域ボランティア
趣味・サークル

（出典：大阪府 HP「働く世代からのフレイル予防」）

1日10分×週3回を3カ月続けてみよう

散歩や体操などと組み合わせながら、無理のない範囲で、軽い筋トレにも挑戦してみましょう。４種類の運動を挙げましたが、どれか１つだけでもよく、１日に10分程度でもかまいません。それを週３回。３カ月続ければ筋力UPにつながり、認知機能低下を防ぐ可能性もあります。

下半身の筋力アップで「歩く」を守る

スクワット

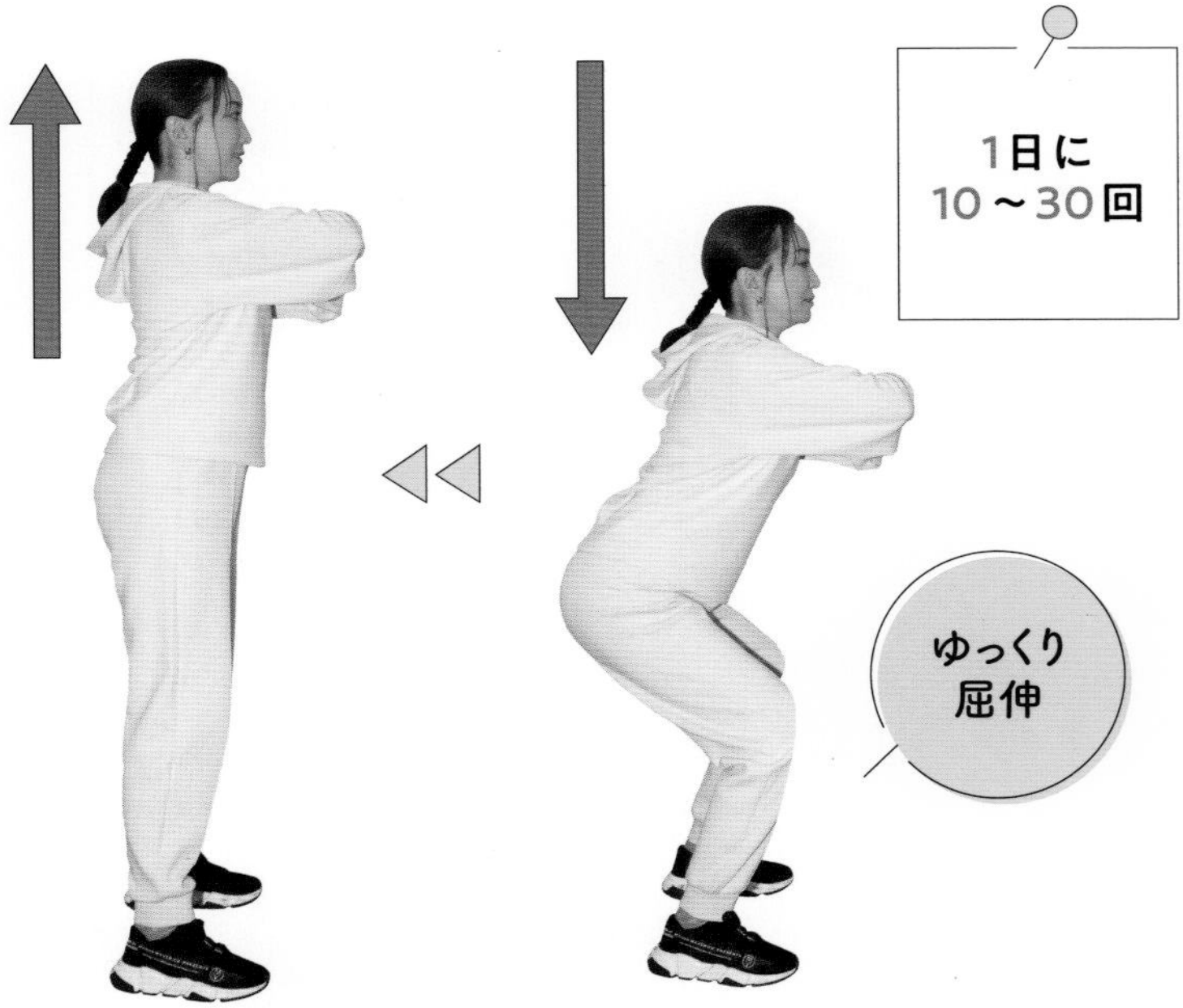

椅子につかまってもOK！

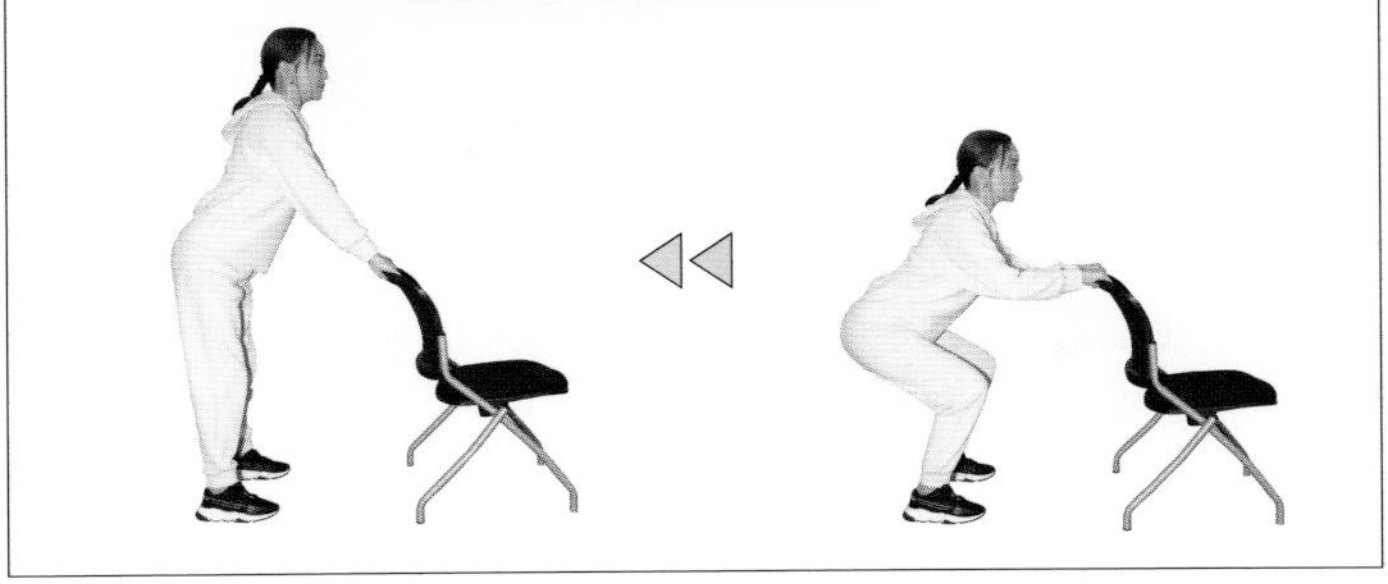

歩くときに重要な、太ももの四頭筋、そして腸腰筋を鍛えます。膝がつま先よりも前に出ないように気をつけてゆっくりと屈んで、もとの姿勢に戻ります。１日に10回程度から始めて30回を目指しましょう。お尻を下げるほど負荷が大きくなります。

脚筋バランスを整えて転倒を防ぐ

脚の横上げ

1日に片脚
10～30回
を両方

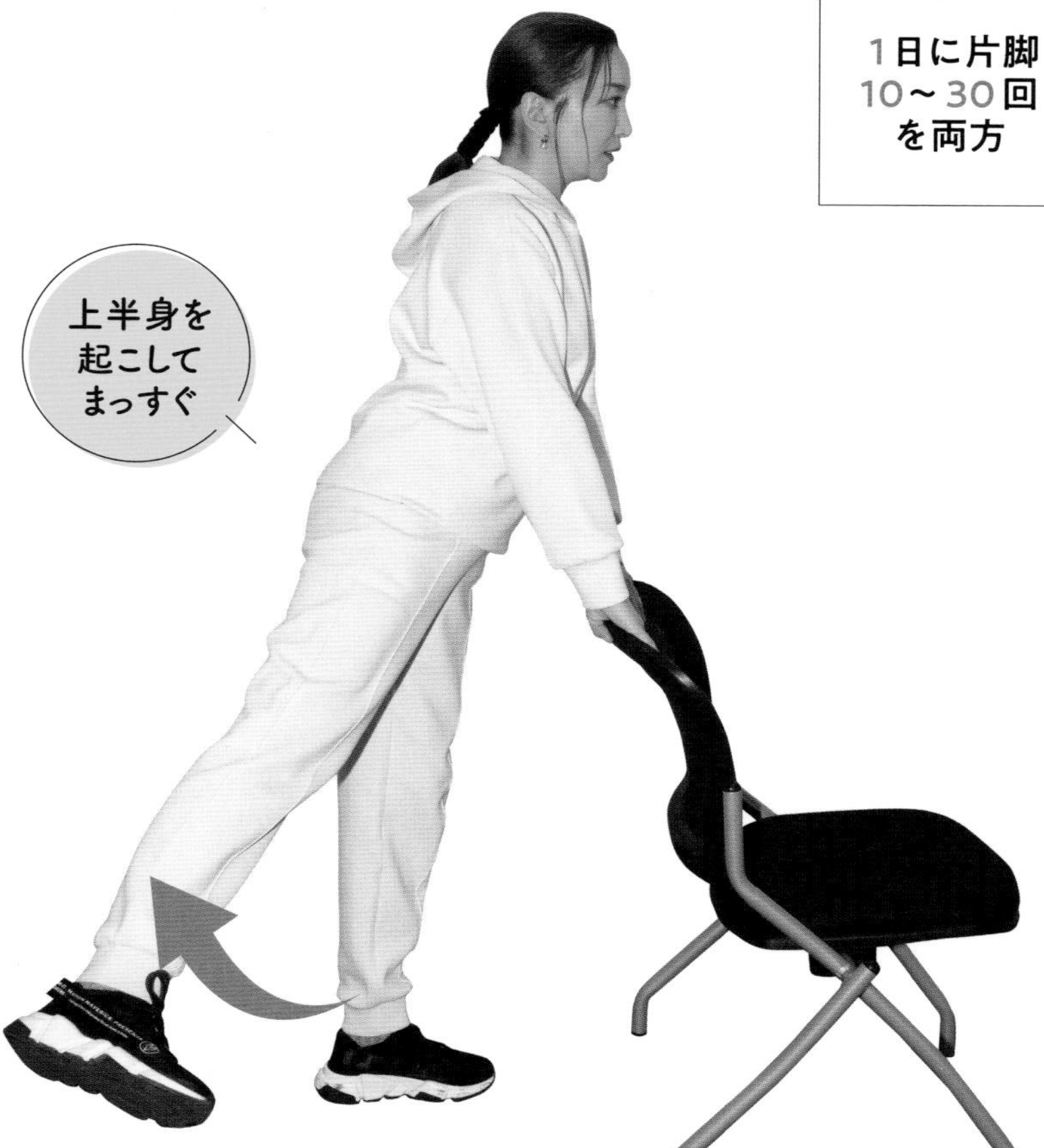

姿勢を正して立ち、椅子などにつかまった状態で、片脚を膝を伸ばしたまま、ゆっくりと横に上げて下ろします。真横ではなく、やや斜め後ろに上げ、体の軸がブレないように、両脚行います。上体が前に倒れないように注意しましょう。

がんばらずに腹筋を強化

上体起こし

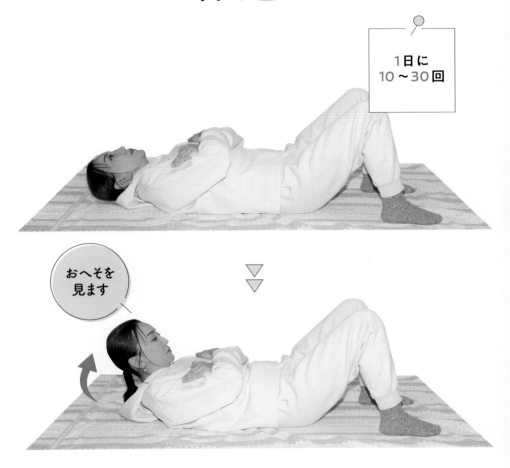

1日に
10～30回

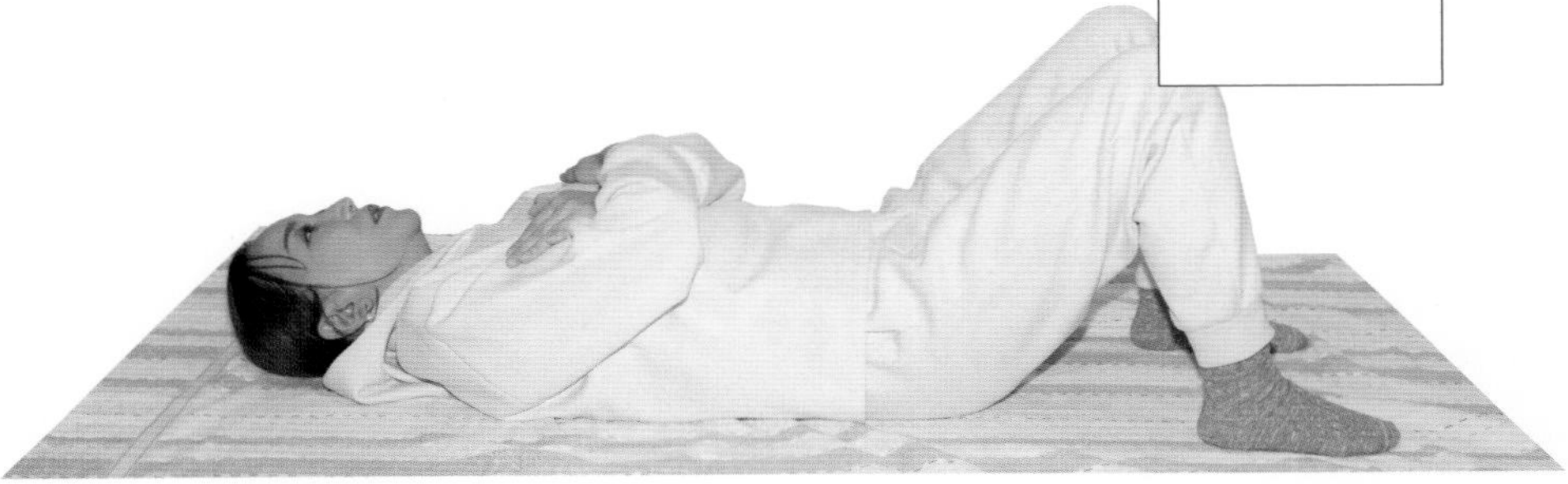

膝を立てて仰向けに寝転がります。手を胸の前で交差し、自分のおへそを見るようにして、頭をゆっくり持ち上げていきます。またもとに戻し、これを10回くり返します。息を止めずに自然な呼吸で行います。慣れてきたら30回に増やしましょう。

腰痛防止・痛みを軽くする

腰伸ばし

1日に
20～30回

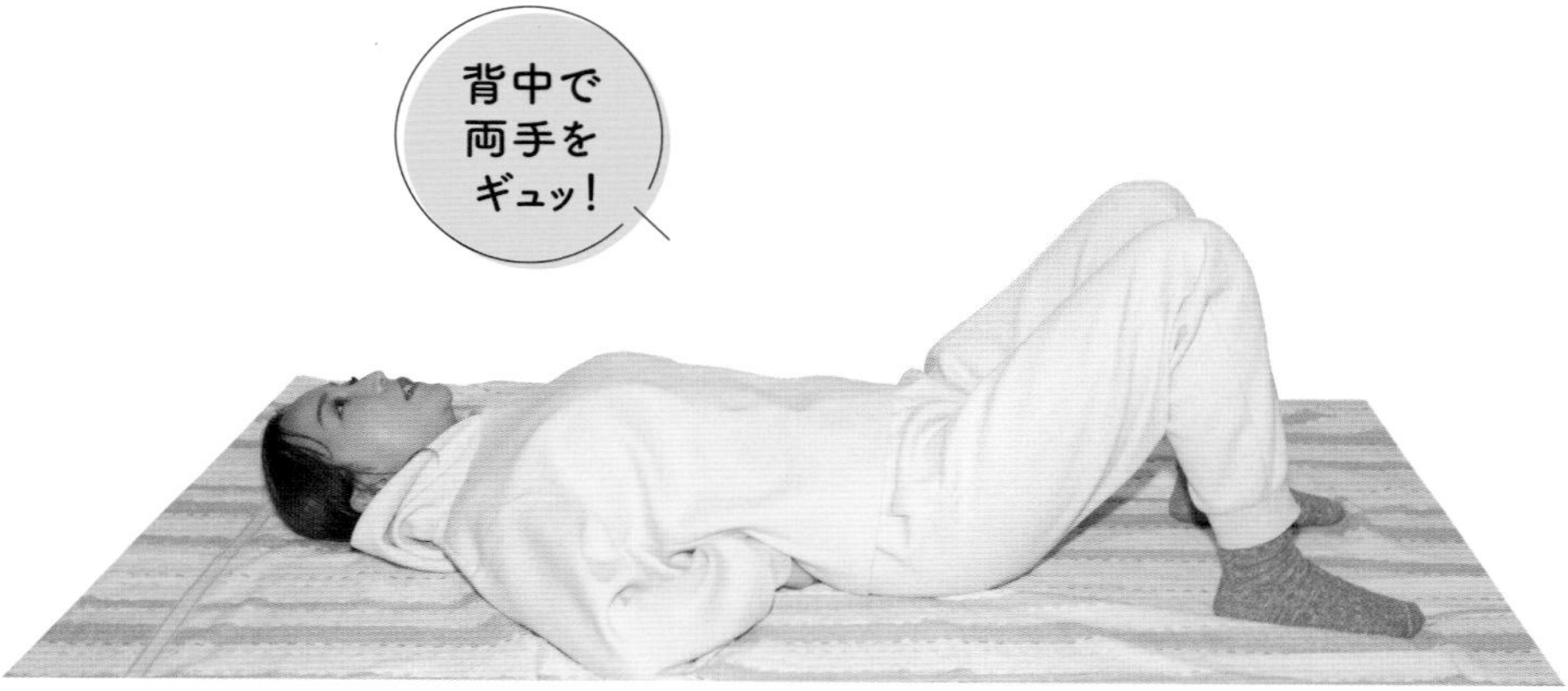

上体起こしのときの姿勢で、腰の下の隙間に両手を入れます。背中をゆっくりと下ろしていき、背中で両手をギュッと押しつけます。お尻を床につけたまま、腹筋に力を入れるのがポイントです。20～30回行います。

健康・医療のイノベーション拠点
北大阪健康医療都市【健都】

大阪府吹田市と摂津市にまたがる北大阪健康医療都市、通称「健《けん》都《と》」は、JR岸辺駅周辺にある総合健康産業都市拠点です。健康寿命延伸をリードする街として、病院や研究機関、大型マンションや公園、健康を考えた食品を多く取り扱うスーパーマーケットまでがそろいます。

今回、夫のために長寿の秘訣を教えてくださった、健都の先生方をご紹介します。

教えてくれた先生方

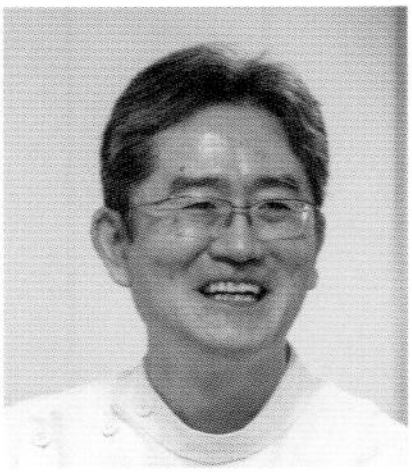

猪原匡史先生

国立循環器病研究センター 脳神経内科 部長

京都大学医学部を卒業。西神戸医療センター、英国ニューカッスル大学加齢医学研究所研究員、京都大学医学研究科臨床神経学助教などを経て、2013 年に国立循環器病研究センター 脳神経内科医長に就任。2016 年から現職。専門は脳卒中・認知症の診療、食事や薬による認知症治療の研究。

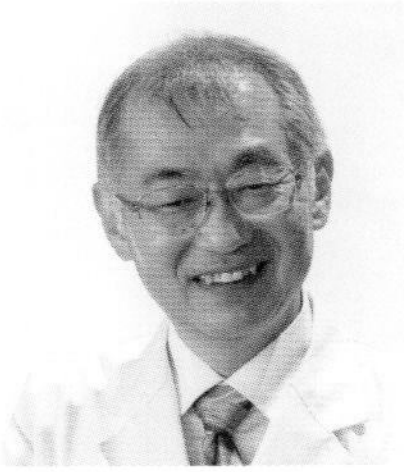

田中勝久先生

国立循環器病研究センター 栄養管理室 室長

甲子園大学栄養学部を卒業。民間病院で経験を積み、国立舞鶴病院（現国立舞鶴医療センター）など数カ所の国立病院を経て、2020 年に国立循環器病研究センター栄養管理室室長に就任。かるしお事業を併任し減塩への取り組みの啓発など、循環器病疾患の制圧に取り組んでいる。

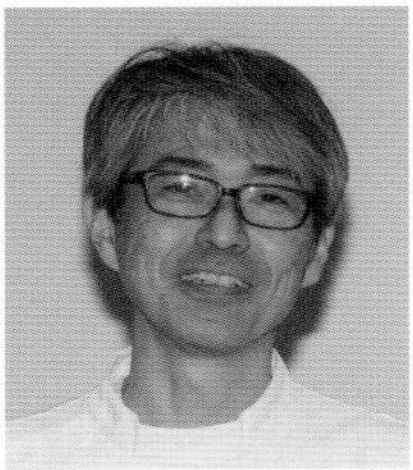

小野玲先生

国立研究開発法人 医薬基盤・健康・栄養研究所 身体活動研究部 部長／栄養・代謝研究部 部長

神戸大学を卒業後、京都大学大学院にて博士（社会健康医学）取得。神戸大学大学院保健学研究科にて連携大学院を開設し、教授を兼任している。専門は、臨床疫学、運動疫学、老年医学、リハビリテーション科学で、日本の身体活動量を向上させる研究や社会実装を行っている。

健都について、
くわしくは
ホームページを
ご参照ください。

健都《けんと》

KENTO

健都
イノベーションパーク

健康・医療に関連する企業、大学、研究機関などが入る予定のエリア。「健都」の進化を牽引する重要な役割を担った場所です。「イノベーション」とは「技術革新」という意味です。互いに連携しながら、共存することを目指しています。

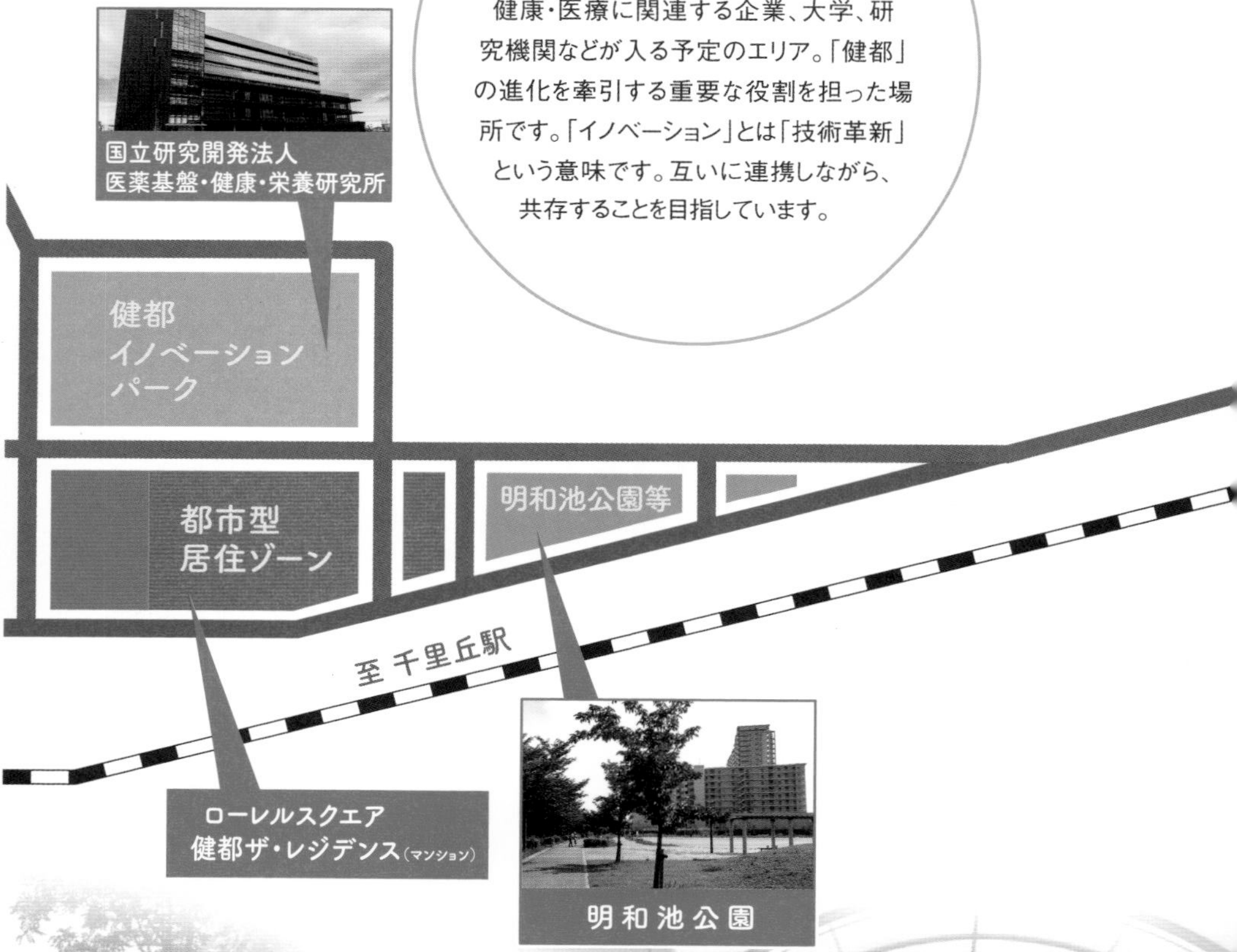

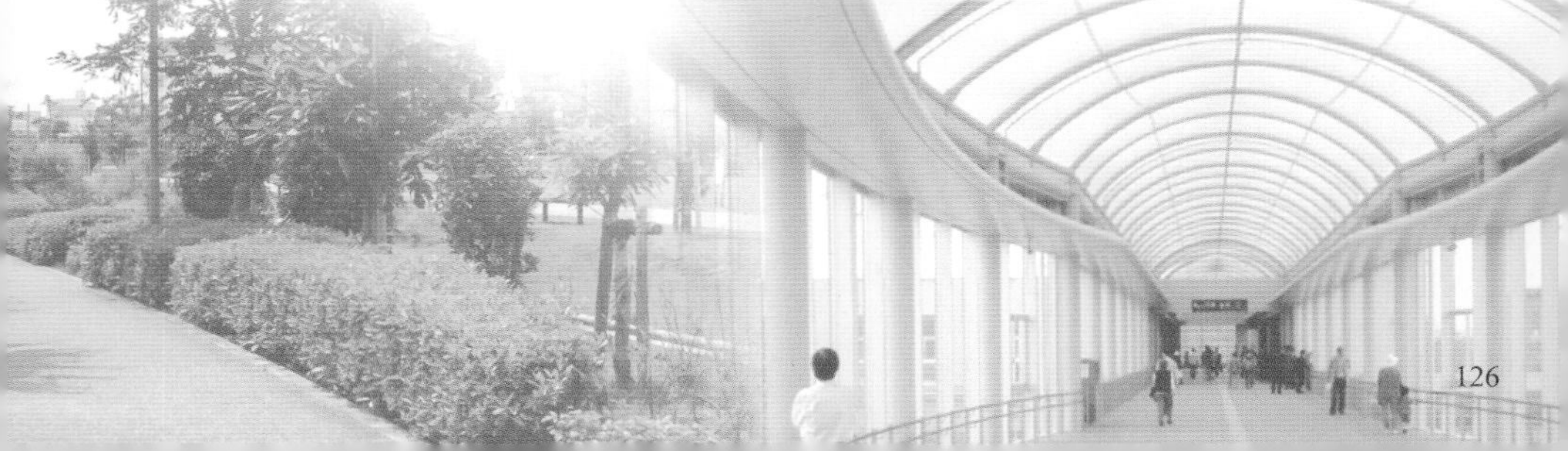

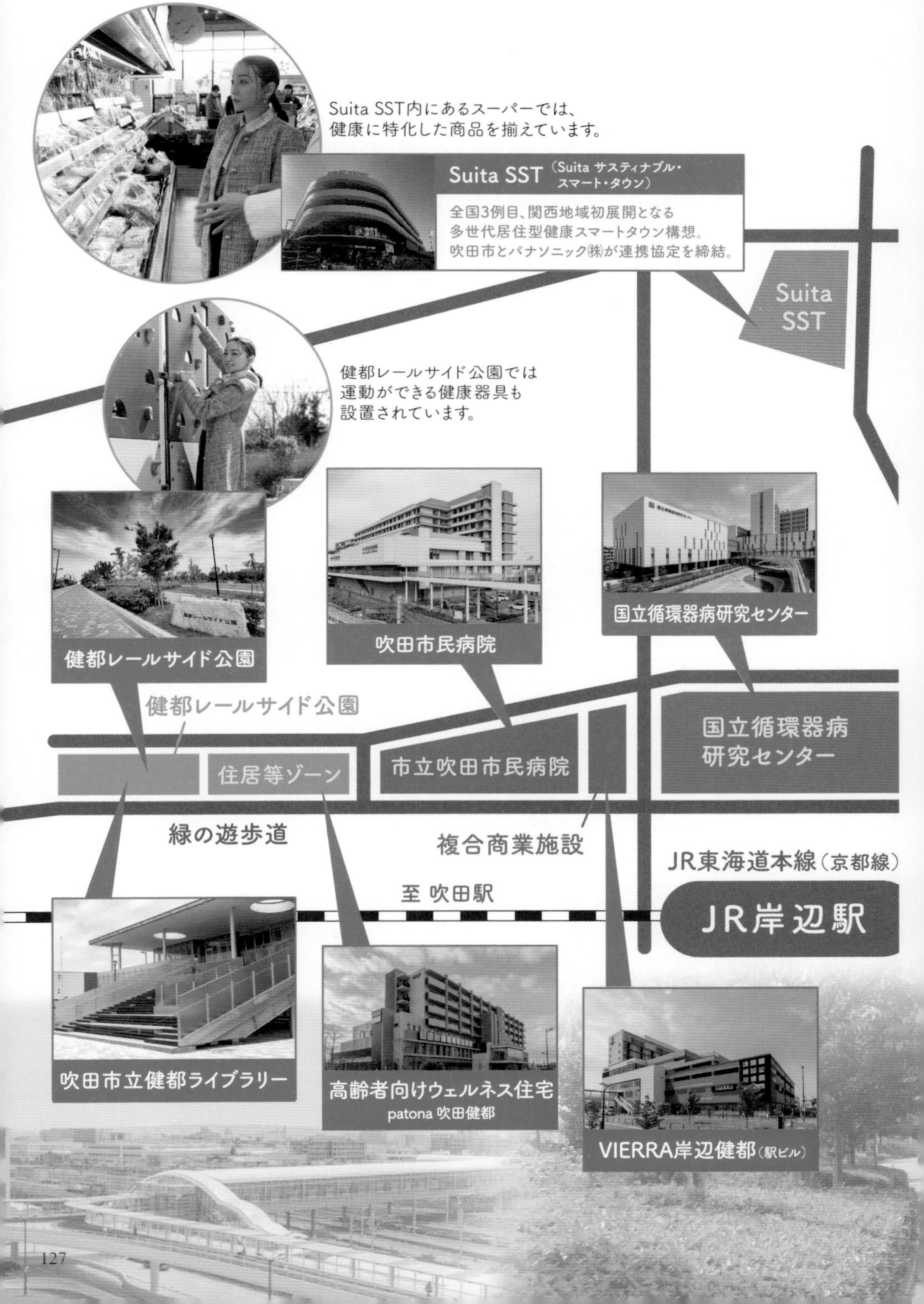

Suita SST内にあるスーパーでは、
健康に特化した商品を揃えています。
Suita SST（Suita サスティナブル・スマート・タウン）
全国3例目、関西地域初展開となる
多世代居住型健康スマートタウン構想。
吹田市とパナソニック㈱が連携協定を締結。
Suita SST
健都レールサイド公園では
運動ができる健康器具も
設置されています。
健都レールサイド公園
吹田市民病院
国立循環器病研究センター
健都レールサイド公園
住居等ゾーン
市立吹田市民病院
国立循環器病研究センター
緑の遊歩道
複合商業施設
JR東海道本線（京都線）
至 吹田駅
JR岸辺駅
吹田市立健都ライブラリー
高齢者向けウェルネス住宅
patona 吹田健都
VIERRA岸辺健都（駅ビル）

加藤家の食卓

医師と栄養士の先生に長生きする食事の作り方を習いに行ってきたレシピ集

発行日　2023年9月24日　第1刷
発行日　2024年2月20日　第12刷

著者　加藤綾菜

教わった先生
国立循環器病研究センター 脳神経内科 部長 猪原匡史 先生
国立循環器病研究センター 栄養管理室 室長　田中勝久 先生
医薬基盤・健康・栄養研究所 身体活動研究部 部長
栄養・代謝研究部 部長 小野玲 先生

本書プロジェクトチーム

編集統括	柿内尚文
編集担当	高橋克佳、斎藤和佳
編集協力	株式会社マーベリック（大川朋子・奥山典幸） 上紙夏花、嶋屋佐知子 株式会社TWIN PLANET
デザイン・DTP	菊池崇・狩野智生（ドットスタジオ）
レシピ協力・料理制作	田村つぼみ
キッチンスタジオ	fudangohan（ふだんごはん）
撮影（健都内）	塔下智士
撮影（著者、料理）	三田村優
ヘアメイク（加藤綾菜）	山田佳苗
ヘアメイク（田村つぼみ）	伊藤梓
イラスト	しみずハム美
校正	東京出版サービスセンター
営業統括	丸山敏生
営業推進	増尾友裕、綱脇愛、桐山敦子、相澤いづみ、寺内未来子
販売促進	池田孝一郎、石井耕平、熊切絵理、菊山清佳、山口瑞穂、吉村寿美子、 矢橋寛子、遠藤真知子、森田真紀、氏家和佳子
プロモーション	山田美恵
講演・マネジメント事業	斎藤和佳、志水公美
編集	小林英史、栗田亘、村上芳子、大住兼正、菊地貴広、山田吉之、 大西志帆、福田麻衣
メディア開発	池田剛、中山景、中村悟志、長野太介、入江翔子
管理部	早坂裕子、生越こずえ、本間美咲
マネジメント	坂下毅
発行人	高橋克佳

発行所　株式会社アスコム

〒105-0003
東京都港区西新橋2-23-1　3東洋海事ビル
第2編集部　TEL：03-5425-8223
営　業　局　TEL：03-5425-6626　FAX：03-5425-6770

印刷・製本　株式会社光邦

Printed in Japan ISBN 978-4-7762-1312-3